黛博拉・詹姆斯 Deborah James——著

How to Live

閉上眼之前，為自己按個讚

When You

Could Be Dead

張美惠——譯

時報出版

獻給雨果、埃洛依絲和塞巴斯蒂安——

在我陷入絕望時，你們總能帶給我不認輸的希望

目次

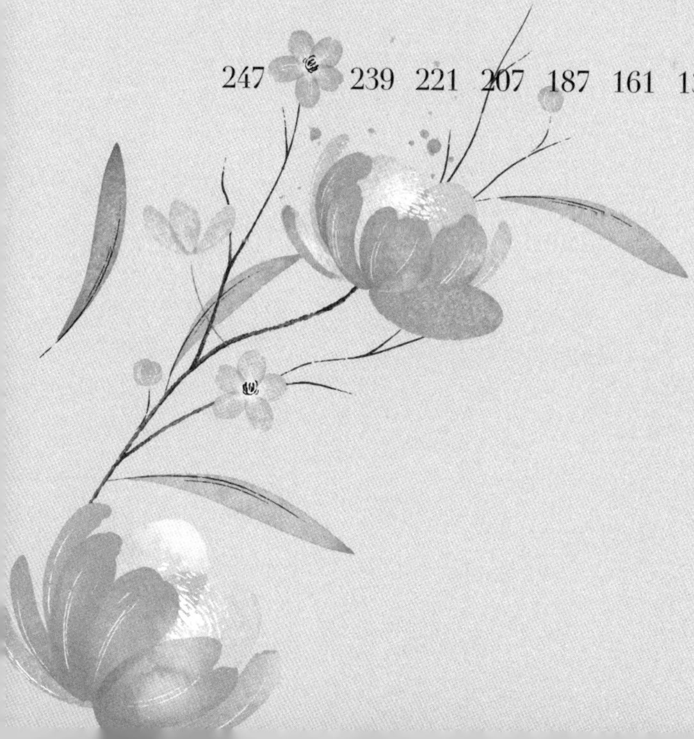

推薦序

好喜歡這句話：「面對逆境的心態，就是我最強而有力的武器。」這也是我在面對我先生的肝癌時給自己的鼓勵。

從事教職的黛博拉・詹姆斯，罹患無法治癒的癌症卻努力地活著，不僅用如陽光般燦爛的笑容面對致命的癌症，還在這段期間裡拚命學習，因爲她面對的是有生以來最陡峭的學習曲線，除了向嚴厲的癌症老師學習，她更致力教育、激勵別人，只不過不在教室，而是透過不一樣的平台：部落格、電視、電台、podcast、社群媒體、報紙專欄、慈善活動，讓大家更了解大腸癌，打破討論大腸癌的一些禁忌。

她說：「我在有權利放棄的時候，選擇保持樂觀，也因此才能感覺自己眞正活著。」她說：「保持樂觀雖無法讓我擺脫癌症，但可以幫助我一次又一次重新振作。學會如何面對疾病，讓我在僥倖還活著的時候，可以活得既快樂又有目標。」

雖然她在這本書完成之前就過世了，但我相信她的故事會一直激勵著許許多多跟她一樣處境的癌友。

即使是非癌友也可以從她的書中獲得啟發和力量，其中之一就是我也常用的轉念：「打從一開始，我就不再想著『我快死了』，而是將這個念頭轉換成『我現在還有命可以活』。」念頭一轉，生命狀態頓時不同。

其次是永遠懷抱希望。「在不可能中尋找希望，是支持我前進的動力。」但希望並不會自己產生，所以她鼓勵大家「你必須主動追尋和培養。」

不論面對的是癌症還是其他逆境，樂觀、學習、轉念、希望都是強有力的武器。

——癌症關懷基金會董事長／陳月卿

**

黛博拉．詹姆斯女爵士透過本書傳遞給罹癌者最重要的信息是：長抱不認輸的希望，不管是不想認輸或是想不認輸，人生有了希望就有勇氣和平安而不苦厄。

——癌症希望基金會董事長／王正旭

**

當你正值精華的年紀，卻得知罹患惡疾，接下來時日無多，你會怎麼做？

照顧過許多罹癌的病友，他們最大的失落在於失去對生命的掌控感。治療效果、事業生活、家庭子女，似乎每件事都不再操之在己。

作者黛博拉身患五年存活率低於一成的轉移性大腸癌。她現身說法，如何在這種境遇下保持樂觀開朗，讓每天都過得精采充實。

病後的她，把事業的使命感轉爲推廣大腸癌的認知，也更珍惜和親友的相處互動。她的身影，留在許多舊識與陌生人的心中。或許剩下的時間已不夠完成曾經對生活的期盼，至少還能專注在自己珍視的人事物。

面對逆境人們往往自有答案，但就是需要一個「過來人」的鼓勵加持。希望本書能增添病友們的信心與勇氣，明白自己並不孤單，還有許多能掌控和決定的未來。

——義大大昌醫院胃腸肝膽科科主任／葉人豪醫師

**

有時候，你會遇到那種你確切知道會讓這世界變得更美好的人，這人會盡一切可能讓你更快樂、更有希望，讓每一天充滿喜悅。我的好友黛博拉就是這樣的人。

我們會認識是因爲她來上我的電台節目。我很清楚知道她有好多東西可以和大家分享，因此，我問她是否願意盡可能常來上節目。她說因爲罹患大腸癌，她的日子是以天計算、而不是以週計算的，她無法承諾任何事。但她積極接受治療，而且對人生充滿熱忱（當然還有戰鬥精神），因而能一次又一次來上節目。她參加十公里跑步和馬拉松時，會打電話進來連線；有時候還帶著家人一起來，和我們一起觀看溫布敦男子單人比賽，但最重要的，我們成爲好友。

從那之後，我們有很多值得紀念的談話。我鮮明記得的一次，是她告訴我，能夠在日記上寫下未來計畫是多麼開心的事，因爲她從來沒有想到可以這麼做。我們常討論她的治療、她的因應方式以及她在電視和電台做的各種事，但她最想談的是她的家人。從以前到現在，家人都是她的生命，帶給她快樂，她希望和家人共處的每一刻都有意義——不只對她自己，也要對他們有意義。儘管她面對很多問題，她從來沒有忘記問候我的父親（他也曾罹患大腸癌）。她總是託我傳達她的關懷。

黛博拉很喜歡跳舞。她一直很想上舞蹈比賽節目《舞動奇蹟》（*Strictly Come Dancing*），但即使沒有上節目，大家都知道音樂和跳舞讓她多麼快樂，幫助她度過治療的辛苦。她從來不把自己當作焦點，總是一心要讓大家同樣感受到希望和快樂。

被診斷出罹癌後，黛博拉迫切要讓大家了解大腸癌，她會告訴任何願意傾聽的人：任何年齡都可能罹患。她公開討論自身疾病的所有相關議題，打破討論大腸癌的一些禁忌。長期以來，媒體對於腸子、大便、屁股、相關症狀總是有些避諱，但黛博拉不會。她坦率直言，希望每個人都能聆聽和關注。她改變了大家的認知、觀點、思維和信念。

黛博拉還透過她的社交媒體建立癌症社群，讓癌友知道他們並不孤單，不需要害怕，可以抱持「不認輸的希望」——她成爲一股將大家凝聚在一起的力量。

我們最後一次通電話是一個美麗晴朗的日子，我們笑著聊到要找一首歌，在她家或我家院子頂著太陽一起跳舞，讓兩人的老公出糗。她和我分享眞實的病況，我聽了心都碎了，但她仍然要讓我覺得有希望。她眞的是活出人生的每一分價值，證明自己確實下定決心要讓每一秒都過得有意義——好比她推出的時裝系列、那朵以她爲名的玫瑰，當然，還有這本書都可以爲證。

我萬分欽佩這位奇女子，寫這篇文章的痛苦難以言喻，但黛博拉邀請我寫，又讓我感到十分榮幸。她的笑聲與陽光會繼續在我們所有人心中發光發熱很久。我們誰都不要忘記在心中抱持希望，要讓人生充滿歡樂，因爲這就是她一直在做的。所以，黛博拉，我承諾永遠會在屋頂大喊妳的名字。事實上，誰需要呼喊？每次想到我那美麗的摯友，我都要帶著燦爛的笑容大聲唱歌和跳舞。

——蓋比・羅斯林（Gaby Roslin）

二〇二二年六月

作者的話

我開始寫這本書時，還感覺自己相當健康，癌症進展緩慢。但寫到最後，健康加速惡化，我知道書籍出版時我大概已不在了。我沒有回頭修改前面所寫的內容，決定保留原來的樣子。我在寫作部分內容時，以爲自己還有相當長的時間。而我之所以沒有修改，是因爲即使知道人生已經走到終點，我依然相信書中所分享的信念。我當然很遺憾無法看到書籍成冊，但只要有讀者能從中有一點收穫，就能帶給我很大的安慰。

黛博拉．詹姆斯（Deborah James）

二〇二二年六月

前言

為了這群朋友，

我在有權利放棄的時候，選擇保持樂觀，

也因此才能感覺自己真正活著。

我活著的每一刻都深切知道，

他們和我一樣，

願意付出一切換得更長的生命。

我明明應該死了，卻還活得好好的。另一種可能的劇本是：我錯過改變的契機，很久以前就已離開這個美妙的世界。就像許許多多罹患無法治癒疾病的患者，我學會在不知道是否還有明天的情況下活著，因爲依照統計數據，我應該已經死了。

面對逆境的心態，就是我最強而有力的武器。

二〇一六年末，就在聖誕節前夕的週五，一個下著雨的灰暗夜晚，三十五歲的我猝不及防被診斷出無法治癒的癌症。我因爲排便習慣改變，去做了檢查，結果發現長了六．五公分的腫瘤，我的癌細胞隨著時間逐漸長大。肺腫瘤、肝腫瘤、無法手術的腫瘤，就像在玩腫瘤打地鼠的遊戲——只是，這是有史以來最難玩的遊戲。

一開始，醫生說我的五年存活率不到八%。但在寫這本書時，我已經活超過了五年，我別無選擇必須活在當下，好好珍惜「這一天」，就這一天，因爲明天不保證會到來。其實，各位讀者又何嘗不是如此。

我是一名老師，一直都是，不論是從靈魂或職業上來說，但全部都被癌症奪走了。自從診斷出那個改變一生、讓我的世界天翻地覆的疾病，我已離開教室五年多。在這段期間裡，我面對有生以來最陡峭的學習曲線，更強烈地想要學習、教育、激勵別人，只不過現在是透過不一樣的平台：我的《大腸寶貝》（*Bowelbabe*）部落格、全國性電視節目、BBC 第五電台現場、《一起抗癌》（*You, Me and the Big C*）podcast 節目、《太陽報》（*The Sun*）專欄、慈善活動，當然還有透過我的社群媒體，以各種方式提升大眾對大腸癌的了解。

我巴不得可以逃脫這個無法治癒的大腸癌，結果卻時時把大腸癌放在心上。我從來沒有像這段時間這麼用力去愛、去失去。我和這段旅程中遇到的太多好朋友道別過──那些只想要多活一秒鐘的朋友，像是瑞秋．布蘭德（Rachael Bland），我最棒的 podcast 節目共同主持人，她後來成為我很珍惜的摯友，我眞的很希望我們不是因爲癌症才相聚在一起。爲了這群朋友，我在有權利放棄的時候，選擇保持樂觀，也因此才能感覺自己眞正活著。我活著的每一刻都深切知道，他們和我一樣，願意付出一切換得更長的生命。

每一天，我都像是站在十字路口：一條路通往沮喪、心神散亂、恐懼未知、心碎與哀傷——全部都不是我能控制的；另一條是我最常（雖然不是每一次）選擇走的路，就是樂觀與自主。我無法改變已經發生或即將發生的事，我能掌控的是現在如何因應自己的境況——這是百分之百操之在己。每個人都一樣，我們有能力決定此時此刻我們要有什麼感覺，不論最後的結果是如何。看待逆境的心態，就是我最有力的武器。心態，就足以改變很多事，這是我唯一需要的——也是我們每個人唯一眞止需要的。

我們每天都在面對或大或小的挑戰：可能是結束一段感情、搬離熟悉的家園、展開新工作、被診斷出無法治癒的疾病、喪親、遭遇嚴重創傷等等。這些挑戰大抵都不是我們能控制的——人生很少是依據一份淸楚明瞭的計畫來展開。但我們可以改變的，是如何看待眼前的難關。在這本書裡，我會分享我如何面對逆境，不只是消極因應，還要過得有目標、有笑聲、有滿足感，這是我剛確診罹癌時，以爲完全不可能的事。

首先，我們必須停止執著於「爲什麼是我」，要知道「爲什麼不可以是我」也是同樣合理的問題。不論遇到任何情況，我們的因應方式，將決定自己是變得更有力量，或消極等著被吞噬——在人生的旅途中，這常常是決定成敗的關鍵。所以，我要鼓勵你質疑你的生活方式，就像沒有明天一樣，此時此刻，就要依照你想要的方式過生活。保持樂觀，雖無法讓我擺脫癌症，但可以幫助我一次又一次重新振作。學會如何面對疾病，讓我在僥倖還活著的時候，可以活得既快樂又有目標。

我明白每個人都是不一樣的個體，當我壓力大到無法負荷時，對我有用的方法未必適用於每個人，但我希望書中分享的點滴可以對你們有所啟發。面對看似不可能打敗的存活機率，我並沒有直接投降，而是積極保持樂觀，後文會解釋我的做法。此外，我會分享自己如何善用希望的力量，即使前景如此黯淡。以及我如何學會珍惜時間、更聰明地運用時間——不斷修正人生目標與創造新目標，透過生活作息的安排來實現目標。我也會告訴你們，重新調整心念如何改變我看待事情的角度，只要你留心觀察，就會發現發生在你身上的每件事都蘊含啟示。毅力，是面對困境的關鍵特質，我們每個人其實都比自己以爲的更勇敢。在與病魔對抗的期間，我持續保持笑容，發掘人生的快樂，這麼做爲我帶來極大的力量。還有，我想要提醒讀者，到了最後關頭，我們最感恩的，常常都是人生中看似微不足道的小事。

不論你爲何拿起這本書，是因爲經歷嚴重的生命創傷（如同我一般），或是希望重新審視人生……希望我的體悟可以幫上一點忙。我努力活出豐富的每一刻，因爲以存活機率來說，我隨時都可能與這個世界告別。而我知道，你也可以活出精采的人生，不論你現在面臨的是怎樣的困境。

學會如何面對疾病，讓我在僥倖還活著的時候，可以活得既快樂又有目標。

01

懷抱希望，讓心安放

打從一開始，我就不再想著「我快死了」，
而是將這個念頭轉換成「我現在還有命可以活」。
我稱之為不認輸的希望，
因為這違背了我這種病的統計數字。
在希望渺渺的荒原中，我選擇繼續懷抱希望。

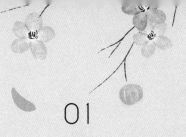

我們必須接受短暫的失望，但絕不能失去懷抱希望的能力。

——馬丁・路德・金恩（Martin Luther King, Jr）

我總是抱持著希望，很多很多的希望。我希望癌症不會縮短我的生命，希望工作上成功快樂，希望有生之年可以看到治療癌症的方法。這些是比較大的願景，但我同時也希望我的小孩打理好自己的房間，做好功課。我們每個人都可以有大大小小的願望，有希望可以依託，它們就會幫助你面對逆境，不論做什麼嘗試都有比較大的贏面。每一次被打倒或遭遇挫折，懷抱希望都能讓你再次振作起來。

希望，是人類最有力量的情緒之一。我們多少都聽聞過因爲飛機失事而迷失叢林，或遭遇海難的船隻在茫茫大海漂流的故事，倖存者幾乎都會強調：他們從來沒有放棄希望──在這樣極端的情況下，是否抱持希望眞的攸關生死。其實，同樣的道理也適用於生活的每個層面。

我在二〇一六年確診罹癌，醫生說是第三期，存活率六四%。當時，我認爲那已經是我這輩子聽過最壞的消息，但現在，我願意用一切，眞的是一切，換取六四%的存活率。因爲我的癌症進展到第四期，被歸類爲無法治癒。突然間，我看不到未來，花了一段時間才能重整思緒，消化這個惡耗。我感嘆自己將失去太多以前視爲理所當然的東西，勉力讓自己振作，重新省思人生中的許多事情。其中之一就是「希望」──當你面對如此可怕的噩耗與愈來愈渺茫的機會，你要如何繼續抱持希望？

慶幸的是，我堅持了下來──至少大多數的時候是如此──而且活超過了預期的時間（一部分是靠著剛開始治療時還不存在的藥物）。我最大的希望就是活下去，目前看似做到了。我何其幸運能夠受益於科學的進步，這在剛確診時可是做夢也沒有想到的。

我剛罹癌便上谷歌搜尋，希望找到一個打敗機率且被治癒的案例。結果當然是落空了，我轉而希望自己是那個天選之人，這股不認輸的希望讓我沒有被擊倒。打從一開始，我就不再想著「我快死了」，而是將這個念頭轉換成「我現在還有命可以活」。我稱之爲不認輸的希望，因爲這違背了我這種病的統計數字。身處在我這種情況的人，可能被預期會垂頭喪氣，但我要打破這種預期，在希望渺渺的荒原中，我選擇繼續懷抱希望。這是我的堅定信念。

這當然不容易做到。尤其當人生遇到突如其來的變故，難免會對希望產生質疑。覺得自己無路可走，甚至陷入一種情緒的惡性循環，認爲以前的正常生活再也不復返了。

在不可能中尋找希望，是支持我前進的動力。

我曾經因爲病痛和各種折騰難以承受，厭倦自己如此活著，甚至大聲說出口，親人聽在耳裡很難受。但別爲我擔憂，那只是一時的情緒，我並不是眞的想死，我對生命還有眷戀。

就是因爲經歷過這種時刻，我體悟到希望並不會自己產生——你必須主動追尋和培養，即使是看到希望的微弱光芒（尤其在黑暗的時刻），也要死命地緊緊抓住。我剛發現罹癌時眞的很恐慌，不斷詢問專家——我的家庭醫生麥克米倫（Macmillan）和腫瘤專家——我該怎麼做、該如何面對。當然，他們都提供了很好的專業建議，但每個人的罹病經驗都是獨一無二的，我很快就明白我必須靠自己、再加上病友的協助，找出適合自己的做法。比方說，如果治療的副作用讓我痛苦難當，一貫的醫療處置可能就不是最佳選項，反而有類似經歷的病友所提供的建議對我更有意義。即使最後的結果可能殊途同歸，我深信自己找出來的答案更有價值，這會讓我充分投入。

我衷心相信希望帶來力量，你愈是懷抱希望，遭遇打擊而喪失信心時，愈可能重新站起來。它在我們的生命中扮演很重要的角色，不只有我的經驗可以佐證，更已獲得許多心理學家的認同與許多科學研究的證實：懷抱希望比沒有希望的人更快樂、更健康、更成功。然而，光說不練的希望並不會讓情況有所好轉。就像我可以把時間都花在期望自己能跑馬拉松，但除非我實際穿上跑鞋去訓練，否則，也只會落得一事無成。研究顯示，抱持高度希望的人，遭遇生命的重大轉折時，比沒有希望的人更具心理韌性、也會調適得更好。簡而言之，你愈是抱持希望，愈可能找到新的出路並堅持下去。

自己找出來的答案，讓我感覺更有希望、更投入。

**

樂觀的人欣賞玫瑰，而不是它的刺；悲觀的人緊盯著刺，看不到玫瑰的美。

——黎巴嫩詩人哈利勒．紀伯倫（Kahlil Gibran）

生病期間，我思考了很多「希望」與「樂觀」的區別。兩者確實有很多相似處，在日常生活中常當作同義詞使用，但兩者也可視爲不同的特質。抱持樂觀心態的人認爲，即使我們無法掌控事情的發展，最後還是會有好的結果；懷抱希望則是相信我們能夠發揮力量，讓事情有最好的結果。所以，樂觀的人會去注意光明面；懷抱希望的人則會自己發現與創造光明面，即使身處在最黑暗的時刻。不認輸的希望，已成爲我的堅定信念，幫助我掌控自己面對癌症的反應；保持樂觀，則在某些時刻助我一臂之力，帶領我擺脫陰鬱的情緒。

這與心理學所謂的「解釋風格」（explanatory style）息息相關。如果你從來沒有聽過這個詞，別擔心——它的意思很簡單，指的是我們看待與解讀這個世界以及自身經驗的方式（包括正面與負面的）。換句話說，就是我們用來詮釋自身遭遇及其原因的方式。遭遇重大變故，樂觀主義者不會認爲問題出在自己身上，或把它視爲永久固定不變的情況，多半會歸咎於自己無法控制的因素（例如運氣不好）。所以說，如果我們沒有達到自己想要爭取的目標，一種詮釋是認爲自己練習得不夠（這是可以改善的）；另一種解釋則是認定自己沒有天分。樂觀主義者通常會把重點放在當下的境況，而不是整體性、普遍性的解釋——當一個樂觀主義者遇到詐騙，傾向於認爲是碰到了一個壞人；悲觀主義者則會推論這世界充滿了騙子。

我的部落格《大腸寶貝》成爲我很重要的「解釋風格」。從某個角度來看《大腸寶貝》，它等於是我的第二自我，讓我用正向且實際的角度來看待自己的情況。我以此提醒自己，罹患癌症不是因爲我特別倒楣。當我的心情跌至谷底，在凌晨三點崩潰大哭，我告訴自己總會有一條路走出困境，我碰到的難關（例如治療不順利）只是整個人生的一個小小部分。常有人問我是不是假裝樂觀，我比較喜歡這樣想：就算是假裝，也可以弄假直到成眞。《大腸寶貝》是我的一部分，我透過這個部落格所傳達的訊息都是眞實的——我是有意識地決定採取樂觀、也因此是充滿希望的敘事角度。

**

如果你可以為子女許一個願望，你可以認真考慮許願讓他成為樂觀的人。樂觀主義者通常開朗愉快，因而較受歡迎；面對失敗與困難能夠展現韌性去調適，罹患重度憂鬱症的機率較低，免疫系統較強健，比較會照顧自己的健康，自覺比別人健康，壽命可能也比較長。

——諾貝爾經濟學獎得主丹尼爾．康納曼（Daniel Kahneman）

我所謂的抱持希望，並不是盲目相信自己一定會成功——眞正的希望永遠奠基在認眞盡責的態度。我們有信心會成功，是因爲有一套計畫、藍圖以及拒絕屈服的決心——這些一定能幫助你挺下去。重點在於激發改變的力量。例如你希望應徵工作成功，理由不應該是希望面試官喜歡你，而是因爲你已做好充分準備且專心應試，知道自己很有希望被錄取。我們抱持的希望應該是動態的，能夠推動你朝著目標前進，而不是消極等待目標自己靠近你。

它是一個通往更好結果的主動過程——不論是嘗試達成目標或面對逆境。就如同那些迷失叢林的墜機倖存者，在看似惡劣到不能再糟的情況下，也會持續想辦法逃出險境。

最棒的是，希望是一種取之不盡、用之不竭的東西，即使你目前的希望水位有點低，也絕對可以想辦法累積。一個人是否懷抱希望，無關乎收入的多寡、聰明才智的高低，或是你目前面對何種難關。它像氧氣一樣充沛，足夠供所有人取用。如果你不是天生樂觀，或遭遇了變故讓你一蹶不振，我分享幾個自己的方法，希望你也覺得受用。

首先，我們可以沉澱思緒，回想那些美好、成功、順遂的時刻。研究顯示，習慣回想成功的人，比較快樂、比較充滿希望。以我自己來說，每當我想到自己多過了五次「最後的」聖誕節，就覺得比較有希望再過一次。這提醒了我，儘管目前的狀態堪慮，未來還是有機會（也常常真的）撥雲見日。

其次，很多證據顯示，祈禱和冥想讓人更有能力擁抱希望。心理學家很久以前就發現，習慣祈禱或冥想的人擁有較高程度的希望、樂觀與自尊。如果你沒有宗教信仰，也未必一定要祈禱，只要找一個讓自己沉靜下來的空檔，喝杯茶，整理思緒，讓自己進入正向的心理狀態。你可以慢慢發掘適合自己的方式——像我就發現跑步讓我更專注、更活在當下，而這些正是祈禱與冥想最重要的好處之一。

我們也必須相信自己——即使身處低谷，覺得自己無以爲繼，也總有爬出來的時候；任何旅程都難免有波折，但一切都只是過程。然而，你要如何成爲自己最有力的啦啦隊？要如何提醒自己走了這麼遠，你眞的做得很好，你很堅強？也許會讓有些人感到不自在，但我會對著鏡中的自己說話，時常提醒自己：你很棒，你可以做到，想想那些你度過的難關。每當我覺得心累，便會深吸一口氣，用這個方式爲自己打氣。

另一個對我有效的方法，是發揮創意。研究發現，希望與創意思考有關聯——當你有自信解決問題，遇到難題比較容易保持樂觀與懷抱希望。如果你老是採取無效的相同做法，很容易陷入解決不了問題的無力感。在這種情況下，你需要超脫原本的思考框架，試試另一條路或另一種做法。儘管新想法看似成功機會渺茫，不要急著否定它。舉例來說，你持續健身卻遲遲沒有成效，問題也許不在於訓練方法，而是應該改變飲食。自己找出具有創意的解決辦法，可以創造一種良性循環，讓你樂觀地相信自己下次也可以辦到。

接下來的方法有些違反直覺：要讓自己懷抱希望，就要先設想可能發生的最糟狀況，然後擬定一套應對的策略。這不是要我們杞人憂天，而是要直接面對我們視若無睹的問題。最可能讓你希望破滅的是什麼？你能否想出對策來化解？對我來說，最想避免的是這麼快死掉，但除非你得了不治之症，否則我不建議你設想相同的情境——不必要地擔憂死亡，只會徒增焦慮。這個練習的重點，是接受人生就是會狀況百出，預期可能的挑戰，做好迎戰的準備，比較容易懷抱希望。

如果我們身邊充斥著壞消息，要變得陽光自然困難許多。好比你成天守著新聞台或沉浸於大量的網路負面新聞，你看到的就會是這個世界的黑暗面，饑荒、疾病、戰爭、災難、創傷等等。然而，這個世界也有它陽光明媚的一面，是透過新聞比較少能接觸到的。世界有其可惡之處，但同時也是個美麗有趣的地方，有很多善良的人和有趣的事物，讓人充滿希望。另外，也不能輕忽社群媒體的影響，我們必須過濾自己接觸到的訊息——停止追蹤沒營養的報導；如果酸民的留言容易左右你的情緒，就封鎖不要看。相反地，要鎖定可以激勵自己的內容。研究顯示，幽默和希望有正向關聯，不妨多多訂閱讓你看了會笑的頻道影片。

閱讀，是另一個讓我沉浸於希望的方法。我們可以挑選值得仿效的人物所撰寫的書籍，他們排除萬難、堅守信念、永不放棄。當這些激勵人心的故事讓你體驗到希望，你就有可能燃起希望，將你的閱讀心得付諸實踐。我很幸運，也在生活中找到值得學習的榜樣，瑞秋是很棒的朋友，在我診斷出大腸癌前一個月，她被診斷出乳癌，我們在合作《一起抗癌》期間彼此激勵，燃起求生的鬥志。我們的友誼遠遠超越同事關係，真的很感恩遇見她。學習榜樣不必局限在我們認識的人，也可以是名人或運動員，只要他們具備你想要仿效的正向特質，例如勇氣、毅力、做事更有方法等等，可以在你往前邁進的路上激勵你。

當我們的樂觀獲得正向的回饋與激勵，就會產生相乘的效應，所以，我們要盡可能讓周圍環繞著正向的人。悲觀主義者會告訴你，你無法超越你自己的最佳成績，或不斷表達他們多擔憂情況不會好轉，跟這樣的人相處很辛苦。如果他們正遭逢打擊，我們可以用同理心相待，溫和提醒他們，負面心態對事情本身毫無助益，我們必須懷抱希望才能走出現狀。親近樂觀、心懷希望之人，他們的態度就會感染給你。我明白這未必容易——我們無法強迫一個悲觀的人完全變成另外一個人——但上述的幾個方法，只要努力實行多少可以起到一點作用。

要讓希望的火種不滅，就要把注意力放在能激勵你的事物上。

把我們的注意力放在激勵人心的事物上，才會覺得愈來愈有希望。對我而言，莫過於遇見正在研發最先進癌症療法的科學家和腫瘤專家。那些讓我現在還能繼續活著的藥物，在我確診罹癌時根本還不存在，這對我就是超級大的鼓舞。我雖然罹患無法治癒的癌症，但我同時也知道有許多了不起的人，竭盡全力只爲了延長我和無數類似患者的生命——這一點就能讓我的希望火種維持不滅。

**

如果你很努力讓自己心懷希望，卻還是經常陷入低潮，我有另外一個建議——切換看事情的角度。在一片黑暗中，也許能爲你找到一點曙光。這場病雖然像是場惡夢，卻也讓一些很棒的人有緣進入我的世界，包括一輩子（雖然可能很短）的癌友、遠在世界另一端的陌生人等等。我是否寧願自己沒有罹癌？這是無庸置疑的；但我可以切換另一個視角，看見癌症爲我帶來的美好事物。我不是每一天、每一分鐘都可以做到——尤其是當我承受著病痛，或想到撒手後無法再參與小孩的未來——但大部分時候，切換視角都能爲我帶來振作的力量。

聽起來不是多了不起，但改變談論自己疾病的語言，對於切換視角來說至關重要。我在談論自己的癌症時，不會使用「末期」這個字眼——我會改成說「無法治癒」，經常有意識地提醒自己改用這個詞。每當有人介紹我是「末期」大腸癌患者，我都會糾正他。因爲這個詞著重在「終點」，感覺我就快要死了，而「無法治癒」讓我覺得這是一個治療過程，儘管艱難，我可以努力挺過。我們和很多種無法治癒的疾病共存，並且學會控制它們，像是糖尿病、心臟病等等。我希望有一天，癌症變成我們能控制的另一種疾病。

從希望的角度來說，這種敘事方式其實比我們想的重要許多。得過諾貝爾獎的心理學家康納曼，透過實驗探討人們聽到醫療預後（指根據病人當前狀況來推估未來經過治療後的可能結果）的反應。他發現，如果告訴病患手術後的存活率有九〇%，患者的感受會很正向。但如果告知他們手術後的死亡率是一〇%，他們對這個結果就會覺得悲觀，儘管兩種說法的意思完全一樣。

我收到很多剛確診罹癌的人傳來訊息，說他們頓時感到茫然失措，更別提要心懷希望。就像當時的我，他們多半才剛剛問過自己還有多少時間可以活。有的是幾個月，有的是幾年。無論哪一種情況，腫瘤醫生都會依據同類型、同階段的癌症患者資料提供平均數字。不論被宣判的數字爲何，他們會像著魔一樣心心念念那個數字，彷彿他們的身分只剩下癌症患者。要擺脫這個階段談何容易。如果你剛和醫生談過，被告知類似患者平均只剩幾年壽命，但你可以做化療看看效果如何。聽了這些資訊，你的第一個反應可能是很想放棄，生無可戀，你才不想經歷這一切——這完全可以理解。在這種情況下，我建議你切換角度重新解讀上述的對話，找到讓自己樂觀起來的地方：那些活得比預後時間更久的人，通常都是身處不幸但心態非常正向、積極投入治療的病患。他們會跟醫生討論治療計畫，找出適合自己的方案，必要時也會尋求第二意見，也因此，比較有機會打敗統計數字。他們不願消極地接受命運，而是質疑自己只能走在這條路上嗎？

我參與了臉書大腸癌患者支持團體的成立，現在由英國大腸癌組織（Bowel Cancer UK）運作。每當有剛確診大腸癌的患者上來分享經歷，便會湧進許多留言，其中有人會說：「噢，不要擔心，醫生原本說我不能動手術，但五年後我還活著。」這讓患者明白，確實有人可以打敗統計數字，或以他能接受的方式與疾病共存——時間比患者預期的長很多。這便足以燃起一絲希望，讓患者有可依託的正面能量。

我開始分享自己的故事，一部分原因就是受到這樣的鼓舞。我罹患的是特殊的大腸癌，相當罕見，大約只有五％的大腸癌患者表現出這種突變——「ＢＲＡＦ突變」。ＢＲＡＦ癌友的第一條守則，就是不要去谷歌查詢ＢＲＡＦ。在發展出新的標靶治療之前，此類患者的預後很不樂觀，我在全世界找不到一個存活超過幾年的研究個案，也沒有任何相關文獻。確診罹癌已經是很大的打擊，更別提沒有任何激勵人心的個案給你前進的動力。我唯一的選擇是尋找另一種敘事角度，切換至另一種視角：「好吧，我只能讓自己成為一個成功個案，想辦法活得比預後更久。」

懷抱希望在很多層面都很重要，為我們在這世上的寶貴時間增添了意義與目的。

當然，這並不是萬靈丹。有幾次我的病體力不從心，懷抱希望和擬定策略性的治療計畫終究有其極限。但為了你自己和這一路走來陪在你身旁的人，找到激勵人心的故事、切換視角，以及懷抱一點不認輸的希望，仍是你的最好選擇。

**

活著，而沒有希望，無異於死去。

——俄國作家費奧多爾・杜斯妥也夫斯基（Fyodor Dostoyevsky）

自從罹癌以來，我對於希望的標準改變了。希望不是靜止的，會因爲你面對的情況與當下的能力而變動。有些人只希望看到明天的太陽，或明天的病況比今天輕鬆一些些。我待在癌症病房和接受化療期間，遇見一些很樂觀的人，他們本身也許對治療結果心裡有數，但對留下來的人來說，他們在抗癌過程中是懷抱希望的。

希望在很多層面上都很重要，能爲我們在這世上的寶貴時間增添意義與目的。若沒有希望，我們面對逆境的韌性會大打折扣，人生變得貧乏。不論你處於何種境況，懷抱希望，好好呵護它，它會成爲你最堅實的力量。我若沒有心懷希望，早就有如行屍走肉。所以，無論現在的你面對何種難關，永遠記得，希望會引領你走出一條路。

02

珍惜現在，因為明天可能永遠不會來

只要我們對生命的脆弱有更深的體認，
不論在哪個年齡層，都可能產生價值觀的改變。
我最重視的事變成好好活著，
跟小孩、家人以及所愛的人建立更有意義的關係。
如果可以，我真希望不必經歷這場惡夢就能覺悟到這一點。

不要虛擲光陰，因為生命正是由光陰組成的。
——班傑明·富蘭克林（Benjamin Franklin）

我教書時，每年都帶大學預科生（Sixth former）去戶外教學。我會帶他們參加研習營——其實他們都已十七、八歲，算是小大人了——讀法國作家馬克·李維（Marc Levy）的一篇文章給他們聽，聊聊時間和時間的運用。那篇文章是有一點老套，但我在少女時期第一次閱讀時，確實讓我的心頭震了一下。李維請讀者想像有一個銀行帳戶，每天存入八萬六千四百美元，但沒有用掉的錢每天晚上都會歸零，隔天早上再補足同樣的金額。如果你有這樣的帳戶，每天一定會用到一塊錢都不剩，對吧！李維接著說，我們確實有一個這樣的帳戶，只是每天存進來的是八萬六千四百秒，沒有運用的時間則會永遠失去：

如果你沒有運用當日的額度，損失的是你的時間，再也無法回頭。然而，你也無法預支「明日」的時間。

文章的重點是我們必須善用每天的時間，因爲時間一旦逝去，一分一秒都要不回來。

接著，我給每個學生一本筆記本，請他們寫下自己打算如何運用時間。用這個方法（盡可能）幫助他們思考時間的意義以及自己是否妥善運用——畢竟，我們在年輕時期通常都把時間當作無窮無盡的資源，我也知道自己常浪費時間。我們都很難避免，所以，我希望學生及早領悟到，珍惜與善用時間不容易，我們得認真思考該怎麼做。

時間寶貴是老生常談，我們在理性上都知道時間終究會消逝，但就是不會認眞看待。有些人還停留在年輕時期的心態，覺得自己有用不盡的時間，拖延事情也無傷大雅。但總有一天，我們不再有明天。每個人每天都有免費的八萬六千四百秒，日復一日、持續很多年——對許多人來說，確實如此；但對我和類似病患來說，時間停擺的那天，出乎我們意料的早很多。我不知道是何時，必須學習活在當下，每一天爲自己找到希望和滿足，即使是在如此黯淡的時刻。

我在《一起抗癌》的某集節目裡，很榮幸訪問到凱瑟琳・曼尼克斯（Kathryn Mannix），緩和療護護士與勵志作家。她說，我們總是認爲未來還有更多時間，可能沒想過，我們一生中有兩天不會擁有完整的二十四小時：出生和死亡那一天。時間總有一天戛然而止。

確診後不久，我在推特上遇到一個人，大約和我同時間發現罹患大腸癌。那是我第一次眞正使用社交媒體，因爲老師對社交媒體總是會保持距離。我剛開始不確切知道怎麼用，也不確定是怎麼發現他的，總之他有提及大腸癌。他和我年紀相仿，有兩個幼兒。我傳訊息和他打招呼，說我們正在經歷同樣的事。我們討論彼此的癌症感染了多少淋巴結，做過哪些手術。接下來發生的事，讓當時的我很震驚——我發現他一直在住院。他回訊說自己的狀況不好，癌症迅速惡化，已轉到安寧病房。八週後，他就去世了。他診斷出罹癌不過兩個月，人生就畫下了句點，我這才驚覺：「天啊，原來我們與死亡的距離這麼近！」

我們不能理所當然地以為自己擁有大把時間。

我太天真了。我知道自己罹癌，也知道病情嚴重，我這種狀況的統計數字慘不忍睹。當時，我剛被診斷四期癌症沒幾天，存活率的統計很悲觀，但後來做了手術，相當成功，加上感染的淋巴結數量不多，醫生說我可能有六四％的存活率。我的推特朋友預後較佳，感染的淋巴結比我少，結果卻這麼快就離世。我那時想著：「這眞是可怕的疾病，任何事都可能發生。」我第一次在線上跟陌生朋友聊天，然後道別，頓時覺悟到這就是我現在面對的生活。我像是一顆隨時會爆掉的時間炸彈，必須善用剩餘的時間。這件事像是一記當頭棒喝，我問自己：「我還沒死，但那一天可以來得非常快，這就是現實。那麼，我要選擇掩面哭泣或直球對決？」我從中找到激勵自己的力量。

到了二〇二二年，我已藥石罔效，距離我被診斷出罹患不可治癒的癌症已超過五年，但終點已然到來。我措手不及，我無法斷言自己可以再活一小時，或十分鐘。我已沒有權利說「我明天再做」或「我明年想要完成某件事」。這讓我心碎，也硬生生提醒了我，不能理所當然地以為自己擁有大把的時間。

**

我當老師時，必須兼顧忙碌的家庭生活，時間永遠不夠用。然而，根據一份研究，我們的閒暇時間自一九六〇年代以來增加不少，每週多出五到七小時——但還是有三四%的人感覺自己很忙，六一%擠不出多餘的時間，四〇%認爲時間不夠的問題比錢不夠用更嚴重。我們常以爲解決之道是改善時間管理，很多人確實可以更有效運用時間，但這其實並非舒緩時間壓力的有效方法。我認爲眞正影響幸福感的是：我們看待時間的方式。

心理學家分析一般人看待時間的方式有五種：

1. 未來導向型
2. 現在享樂型
3. 現在宿命型
4. 過去正向型
5. 過去負向型

未來導向型會事先規劃，朝長遠目標努力，通常也會延遲享樂，相信耐心等待會得到更好的獎賞。總括來說，這類型多半較健康，事業較成功，但也容易成為工作狂，忽略人際關係，過度禁止自己享受當下的美好事物。

現在享樂型恰恰相反，活在當下，尋求興奮和刺激，不會認眞思考行為的後果，冒不必要的風險。多數人在小時候都是抱持這種時間觀，隨著時間慢慢轉化；若是維持這種時間觀到成年，就可能成癮定型。這類型的優點是較能接受新經驗，體驗高昂的情緒，但之後可能急遽走下坡。

現在宿命型也是活在當下，但容易感到無助和絕望，相信人生受到無法控制的因素所左右。這種負面觀點沒多少好處，唯獨連帶產生的懷疑和謹慎態度在某些情況下是可取的。

過去負向型同樣是有害的時間觀。這類型難以擺脫過去的陰影，執著於不好的經驗和發生過的問題。

反之，過去正向型會帶著情感看待過去，珍惜家人和老朋友。這類型是五型裡自尊最高的，個人生活也較圓滿快樂。但對過去的多愁善感可能導致過度保守謹慎，抗拒不熟悉的新事物，即使維持現狀對自己有害也不喜歡改變。

我們的時間觀可能改變，但通常會長時間屬於某一種主要類型。回頭看，我在人生不同階段都有相當清楚的時間觀。少女階段至未進入教育界之前，我是十足的現在享樂型，人生的主要目標就是玩樂。開始當老師且確認自己熱愛這份工作之後，我便全力以赴，變得偏未來導向型——有一點工作狂傾向，有時候會忽略經營人際關係。確診罹癌後，我的時間觀轉變成偏過去正向型，領悟到生命中最重要的是——我所愛的人。

對過去、現在和未來抱持正向時間觀當然有好處，但每一種觀點也都要付出相應的代價。我們要思考自己如何看待時間和運用時間，試著追求一種更平衡的狀態。如果你和我以前一樣，爲了追求工作表現而長時間忙碌，也許該偶爾喘口氣，多陪陪家人。如果你是月光族，一領到薪水就想著玩樂，也許該規劃雨天存糧。如果你過度執著於過去，試著敞開心胸去擴展交友圈，體驗不一樣的事物——你會驚訝，調整一下生活方式可以讓你快樂許多。保持彈性，採取適合自己當下情況的時間觀，就有機會在工作與生活之間維持健康的平衡，提升整體的幸福感。

我領悟到生命中最重要的是我所愛的人。

所謂的平衡是主觀的——因人而異。有的人需要在工作和家庭之間有清楚的界線；但有的人若週末沒有檢查工作郵件，反而覺得壓力更大。找出適合自己的做法，偶爾停下來省思，是否有某種時間觀過度主導你的生命。

**

二〇一六年，我以爲還有時間，殊不知這只是奢望。剩餘的生命太短，深深影響我爲自己設定的每一個目標（詳見下一章）以及生活方式。如果你剩沒多少個明天，你會做哪些改變？很少人願意花心思去想這個問題（畢竟，這不是一件愉快的事）。但如果你誤以爲可以一直拖延著沒有去追求你想要的、珍惜你所愛的或去從事對你眞正有意義的事，總會有爲時已晚的一天。

前面提到，我和瑞秋在同時期確診。我們一起做podcast，一起搭著罹癌的雲霄飛車經歷跌宕起伏。只是她的恐懼比我更快成眞。就理論上來說，她應該還活著，而我早一步離開。統計數字告訴她，她有八〇%的存活率，而我只有八%的機率活超過五年。

令人感傷的是，我有很多朋友死於癌症，有些是很親近的朋友。社群媒體是很神奇的東西，但我學會對網路上建立的友誼謹慎一些。我接觸到好幾千名大腸癌患者，最後也死於大腸癌……另外還有其他各種癌症。社群媒體的演算法很容易讓你的動態消息充斥著罹癌故事，這是有風險的，稍不留心就會讓你的情緒變得極其抑鬱。所以，我會刻意在網路上尋找爲我帶來力量的內容。

另一方面，我也因爲社群媒體結識或間接接觸了很多病患，能夠多活一天對他們來說都極其珍貴，這在很大程度上激發了我的求生意志。沒有人確切知道我們的一生有多長，沒有什麼事是恆常不變的。

通常，隨著年齡漸長，累積了一點人生智慧，自然會有此體悟。年紀愈大，愈能覺悟時間可貴。在嬰幼兒時期，我們常用年紀來記錄身心發展，好比說小嬰兒多大時開口說出第一個字，又是在多大時有足夠的協調能力和力氣開始走路。但進入成年後，年紀漸漸無法代表一個人的發展，取決於太多變數。

史丹佛心理學家勞拉・卡斯滕森（Laura Carstensen）指出，一個人對剩下多少生命的認知，遠比單純看年紀，更能準確預測他的行爲模式與價值觀。年輕時，多數人認爲自己的壽命會落在平均值——英國人平均是八十一歲多一點（台灣人是八十歲多）。這種剩餘時間感對於我們的人生態度有深遠的影響。光譜兩端顯然存在例外情況，但一般而言，年輕人比較不會意識到時光的流逝，較能敞開心胸接受新的經驗，認識更多新朋友，吸收更多新知識；年長者則比較重視幸福感，追求更深刻、更有意義的人際關係和體驗。這個說法多少可以解釋爲何年輕人和年長者自認的整體幸福程度相去不遠。年長者的社交網絡或許比較窄，但相較於喜歡拓展視野的年輕人，他們能從有限的事情得到更大的滿足感。

這個過程雖然隨著年齡增長自然發生，但卡斯滕森告訴我們——只要對生命的脆弱有更深的體認，不論在哪個年齡層，都可能發生價值觀的改變。以我自己來說，罹癌就是一個價值觀的分水嶺，我最在意的事變成好好活著，跟小孩、家人以及所愛的人建立更有意義的關係。如果可以，我多希望不必經歷這場惡夢就能覺悟到這一點。親愛的讀者，請時常提醒自己時間有限，你永遠無法確定接下來會發生什麼事。覺悟到時間寶貴，才能在當下活出更豐富、更有意義的生命。

在人生的每個階段，都可能發生很糟糕或讓你措手不及的事情——失業、生重病、失去所愛之人等等。當這些變故讓你茫然失措到陷入憂鬱，我們唯一能做的，就是學習順勢而爲——適應、改變、挺過來，然後重新戴上微笑。

罹癌，是我人生的重大變故；但在這之前，我也曾經歷其他轉折。二十四歲時，我在沒有計畫之下發現自己懷孕了（生下如今已是青少年的兒子雨果）。雖然事後證明，這是我生命中最美好的事情之一，當時卻打亂了一切，我從來沒有規劃這麼早當媽媽。另外，我在二十年前告別了親愛的表妹，她在車禍中喪生（當時年僅十七歲）。我會去思索每一次經歷的背後意義，讓它成爲我生命的養分，做出選擇和犧牲（且一路持續做下去）。

每當病情有所進步，我便祈願剩餘的人生可以延長一點點。二〇二二年一月，我以爲自己活不過五月，但後來我挺過了五月，雖然大部分時間都在醫院裡度過。這段時間十足煎熬，我必須學習活在殘餘的生命裡，而不是枯等死亡的降臨。這實在太艱難了，你必須見證到生機才會有力氣想要活，但連續幾週困在醫院裡，要消磨掉你的求生意志是如此輕而易舉。我試著創造一種良性循環，珍惜剩餘的生命，直到最後幾天、幾分、幾秒。

我必須學習活在有限的生命裡，而不是枯等死亡的降臨。

我自從生病後，就很努力創造值得保存的回憶，尤其當我清楚意識到生命開始進入倒數。我在罹癌之後經歷了很多美好事物——上電視、寫專欄、錄 podcast、參加倫敦馬拉松、參觀切爾西花卉展（Chelsea Flower Show）看到一種玫瑰以我爲名。但對我最重要的，莫過於跟小孩、家人、朋友共同創造的回憶。我和瑞秋、蓋比等人的患難情誼，甚至勝過原本的老朋友。

我印象特別深刻的，是我後來搬到父母家裡進行安寧照護。大約待了一個月後，我的睡眠時間愈來愈長，體力每況愈下，已經不太能離開家，甚至無法獨力下床。我感到很低落。妹妹莎拉建議全家族舉辦一次留宿派對。我不確定自己有興致參與，因爲幾乎都處於很疲倦的狀態，情緒很複雜。但當他們用輪椅推著我進入房間，映入眼簾的是圓錐形小帳篷、彩色小燈和許多繽紛裝飾，我的眼淚不禁奔流而出。家中的女孩們（我弟弟班那晚是很稱職的「姊妹淘」）一起依偎在墊子上的毯子裡，觀看《灰姑娘》，我感覺自己又回到了五歲，發自內心地露出燦爛笑容——就像《愛麗絲夢遊仙境》的柴郡貓——我知道，我們都會珍藏這段記憶，尤其是我的媽媽、弟弟、妹妹和我女兒埃洛伊絲。後來，我是帶著笑意入眠，回味著這一個珍貴夜晚。

我們應該多多創造這樣的回憶，不但幫助自己度過難熬時刻，也讓留下來的人有美好回憶可以珍藏。對我來說，這就是把握每一天的最好方式。

**

以前，我每年十二月都會列出當年度達成的願望，以及來年想要成就的目標。每年幾乎都上榜的項目有：

- 參加倫敦馬拉松
- 買房
- 完成某件手工製品
- 每週上健身房五次
- 存到多少錢
- 到嚮往已久的地方度假
- 學習一項新技能——像是烹飪、裁縫、社交舞或攝影

雖然是每年例行在做的事，但除了倫敦馬拉松，其他沒有一件有達

成。我沒有擬定具體的實行計畫，也沒有設定期限（下一章會詳細討論），也因此毫無急迫感——清單上的每件事都可以延到明年再說。

今天沒有善用的時間，無法存下來保留到明天。

你必須善用每天的八萬六千四百秒，一步步實現你的人生夢想，時間一旦過去了就永不復返。就像李維所說的，今天沒有善用的時間，無法存下來保留到明天。我眞心相信，我們可以懷念過去，活在當下，同時爲未來擬定計畫——三者兼顧並重，前提是我們覺悟到時間多麼珍貴。

自從罹癌，我最大的動力就是善用擁有的時間。我無法預知自己的時間帳戶何時會關閉，所以用心投入每一秒好好活著，這是我爲自己和所愛之人所盡的最後一點力。

03

活得有目標

目標，
有助於維持我向前邁進的動力，
讓我在心累想要舉白旗的時候，可以重新振作。
如果我僅存的目標是走向人生終點，
日子就會變成灰色的。

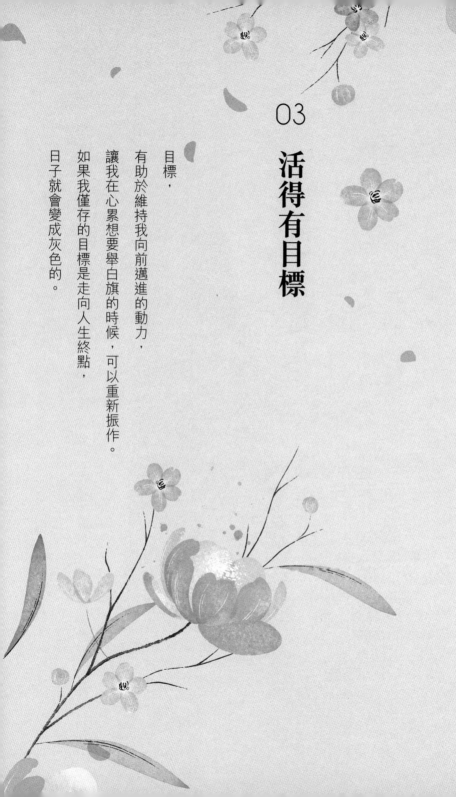

如果你想要快樂，就設定一個能讓你全神貫注、釋放能量、激發希望的目標。

——安德魯・卡內基（Andrew Carnegie）

記得，我在一九九六年中學最後一個學期，向父母借了一台攝錄影機，和朋友兩人懷著天真的夢，想要錄下我們對未來的計畫和目標，留待三十歲時回首，看看自己跟十六歲時以爲的幸福有多接近。

我十六歲的人生藍圖，是和當時的男友保羅結婚，生三個小孩，過著「還不錯」的生活。就是如此樸實無華的目標，完全沒有念及自己的工作、事業，或是跨出自己的小角落去冒險。

也許是父母把我保護得太好，當時的我沒有經歷太多外面世界的風雨，不曾有過重大悲傷或創傷，最要緊的煩惱就是男孩了，還有證明我的學涯顧問是錯的——她說我不應該上大學。當時的我人生經驗太有限，擬定的人生目標也就很局限。

如果我曾經想過——哪怕只是一剎那——上天有一天會拿走我的一切。也許我就會更有動力去嘗試不一樣的挑戰。

反觀我的小孩，他們在成長過程中長時間目睹我罹癌的經過。我那正值青春期的女兒埃洛伊絲，她想嘗試的事情可多了：服裝設計師、藝術家、節目主持人、廚師、室內設計師和派對規劃師。我問她，她的目標裡沒有男友和小孩嗎？她對我皺起她那漂亮的臉龐，一副不以爲然的模樣。我很佩服她有這麼多元的想法，想要嘗試這麼多不同的事情，我在青少女時期思考未來時，如果有她當閨密一定能帶給我很多啟發。埃洛伊絲渴望擁有豐富的體驗和充實的人生，因爲她知道事情未必能按照計畫進行，人生充滿變數，生命隨時可能戛然而止，也因此她對生命充滿熱情。

回顧青澀時期的自己，如果我曾經想過——哪怕只是一剎那——上天有一天可能會拿走我的一切。也許我就會更有動力去嘗試不一樣的挑戰。

二十多歲時，我爲自己立下當老師的目標。我從來沒有很認眞讀書，想要把教學當職業似乎有些諷刺，但我很快就知道這是最適合我的事業。

有些小孩就如同在那個年紀時的我，還在摸索人生的方向，如果可以幫助他們形塑自己的人生，是多麼有意義的工作。我決定全心投入，藉由教育貢獻自己的一點力量，幫助年輕人踏上追夢的旅程。

懷抱這樣的使命感，想要在教育事業上更上層樓的信念愈來愈強烈。我開始規劃，把目標細分成可達成的子目標，擬定五年發展計畫與每個階段的里程碑。十六歲的我，像是溫室裡的花朵，眼中所見的世界很狹隘，終於在這個時候蛻變成長，無論生活或工作上，都有自己的一套計畫。我在三十歲成爲副校長，接下來的目標是希望成爲全國最年輕的校長，後來有人搶先一步。我重新擬定在三十五歲當上校長的計畫，依照今日的標準來看還是很年輕。回首那一段日子，我意識到我把生活安排得過度嚴謹，少了點彈性去嘗試不一樣的事，所有事情都是前一年就規劃妥當。

我穩定朝著成爲校長的目標前進，愈來愈能感受到設定目標的好處——無論是對我自己或學生的夢想而言。突如其來的罹癌，有如人生的一記變化球，我以爲自己很樂觀，但一時之間還是難以承受。過去，我以自己的規劃能力爲豪，遇到問題可以胸有成竹擬定因應之道，因爲熱愛這份工作，努力達成設定的目標，希望交出卓越的成績單。如今，最好的狀況變成夢想難以實現，最糟的狀況則是生命驟然畫下句點。

我在確診不久後便發現，治療計畫和教育工作無法兼顧，我必須放棄曾經步步爲營、奮力爭取的事業，這對我是很大的打擊。我傷感的不只是罹癌，還有失去事業——我賴以定義自身價値的重要憑藉。一開始，我沒有意識到自己失去的不只是一份工作，還有學校帶給我的歸屬感。我在教育圈之外當然還有很多朋友，但學校伙伴是我在熟悉的工作環境中每天見面的，彼此互相扶持，就像我的第二個家，失去這樣一個重要的支持網絡是同樣沉重的傷痛。

我彷彿墜入深淵，茫然失措。我頓失人生中極爲珍視的東西：工作、青春、健康……等等。心情低落到無力起床。初次診斷後大約三個月，我媽和一個摯友告訴我，我必須起床，因爲身體開始發臭，最起碼也要去沖個澡，如果眞的想要賴回床上繼續睡覺，再說。

我傷感的不只是罹癌，還有失去事業，這是我用來定義自身價值的重要憑藉。

我不知道如何接受自己的全新身分：癌症病患。我顯然無法很灑脫地說：「我明白，我必須堅強，保持樂觀，妥善擬定往後的計畫。」但我知道，這樣過一天算一天不是辦法，我必須找到新的意義和目標——首先，就是找到起床的動力，釐淸自己的思緒。

事後證明，我之所以能夠做回樂觀的自己，關鍵在於找到新的目標。身邊的人會說：「妳有孩子，怎麼會沒有目標。」當然，孩子對我的重要性無可取代，但我需要的更多。我投注很多心力和情感在孩子身上，想到自己終將因爲癌症提早與他們分別，讓我心碎。但同時間，我也需要只屬於自己的東西，這不表示我對孩子的愛不夠多。他們已逐漸長大，不再像以前那麼需要我——至少，他們需要我的方式不一樣了。新的目標，就是除了家人帶給我的力量之外，我必須找到生命中激勵我繼續往前走的動力。

起初，我沒有頭緒這股動力會來自何處，後來發現就是分享我的故事。在那之前，我從來沒有把寫作當回事，但我決定開始經營《大腸寶貝》部落格。我打算每週更新一次，這種例行性的工作正是我目前迫切需要的。「星期一要做什麼？對了，我需要更新部落格。」這讓我找到目標，重新振作起來。

從部落格開始，各種機緣像是水到渠成一樣自然開展，新的機會一一浮現，我也積極把握。我多年努力投入的教學工作已被硬生生奪走，新機緣正好填補了這個巨大空虛，讓我活得有意義。當你一心只想著癌症，靈魂會比身體早一步枯亡。這樣一路走來，我最後開始爲《太陽報》（*The*

Sun）寫專欄，跟瑞秋及蘿倫．馬洪（Lauren Mahon）一起主持podcast，出版我的第一本書——這些是我當老師時完全想像不到的。

若一心只想著病痛，靈魂會比身體早一步枯亡，尋找新的人生意義，才有機會長出新綠——儘管剩下的花期不長。

像我一樣找到你的生命意義，你就能手握人生的方向盤，踏上對的路，朝著你想要的方向前進。只要目標貼合自己的價值觀，實現目標的意志就會愈堅定，從中得到的滿足感也愈大。

**

擬定十年期的目標，對現在的我有點不切實際。但我一從罹癌中站穩腳步，便開始思考自己較長遠的計畫——不只是努力挺過治療與活下去，還包含大大小小想要做的事，好比做出漂亮的約克郡布丁、整理衣櫃——我老實招認，後者進行得不太順利。另外一個重要期許是希望自己能專注當下，我現在也確實比罹癌前更能活在當下。這個目標需要投注心力維繫，我每天都提醒自己身體力行。

舉幾個小例子，我不再把手機帶上餐桌，跟孩子一起看電影時不再滑社群媒體的動態消息。我學習把家人擺在第一位，不再像以前忙工作那樣一心好幾用。疾病奪走我很多東西，但現在我可以百分之百誠實地說，疾病也給了我很多。聽起來或許有點矛盾，但我對生病這件事在某些方面心懷感恩，專注當下就是其一。

當然，我願意捨棄很多東西來交換更長的生命，也願意盡一切努力追求原本的目標，在教育體系發揮自己的影響力。只是，原本的生命目標已然消失，我必須找到新的意義讓自己長出新綠，而不是就此枯死凋零。至此，我已經能接受癌症病患的新身分，把罹癌視爲嘗試其他事情的機會。我拋開失敗與失去，尋找機會和可能性，在這剩下的花期中盡情開花。

在罹癌後持續擬定目標，讓我能擁抱生機，感覺人生是由自己掌控，而不是坐等死期到來。我相信，一個人不論當下處於何種境況或面對何種挑戰，都可以因爲擬定目標而獲益。

很多人可能早就明白這個道理，也一直在身體力行。我在罹癌之後的體悟更深刻了：遇到重大變故，計畫趕不上變化，重新評估當下的情勢擬定新目標，尤爲重要。

目標，幫助我維持向前邁進的動力，讓我在心累想要舉白旗的時候，可以重新振作。如果我僅存的目標是走向人生終點，日子就會變成灰色的。我在身體狀況最差時，依然心繫自己的計畫，幫自己熬了過來。例如，我推行很多活動來增進大眾對大腸癌的認識，我會追蹤活動的進展。另外，我還幫忙弟弟和他的女友籌備婚禮（他終於開竅向女友求婚了），如果你聽過我的 podcast，一定對這個弟弟的許多趣事不陌生。

目標，像是一張路線圖，指引我如何一步一步爬出低谷，繼續前進。它讓我清楚知道自己的價値觀和信念，也爲人生賦予意義。當我跌到谷底，連續數週躺在醫院的病床上，哪裡都去不了，有一件事情可以投入心力帶給我極大的復原力：那就是我和時尚品牌 In The Style 合作推出服飾系列。看到這一切在二〇二二年五月開花結果，對我是很大的鼓舞——先是推出「不認輸的希望」運動衫，然後是全系列服飾，包含許多款式的洋裝、裙子、上衣等等，採用代表英國夏季的漂亮印花和顏色。參與過程中的每一個步驟，讓我得到很大的快樂——從選擇布料、印花、設計，到確保成品讓每個人穿了感到心情愉快。

經過一次又一次的修正和嘗試，看到目標開花結果會爲你注入一劑強心針。

目標，像是一張路線圖，指引我如何一步一步爬出低谷，繼續前進。

當我心中有目標，就會知道事情的輕重緩急。除了釐清什麼對自己最重要、應該優先處理哪件事，在遇到障礙時，也有較多的耐力堅持下去。心懷目標也讓我有勇氣擔起責任，我不想對自己感到失望。每當一年過去，許下的期望沒有做到，我對不起的是自己。如果是清理衣櫃這一類的小事，也許對人生不至於有重大的影響，但如果是足以左右人生方向的大事，我們就要仔細擘劃一張通往目標的路線圖。

當我們經歷了重大變故，很自然會思考問題所在與未來規劃。畢竟，重大變故能帶來的極少數好處之一，就是把你從日復一日的人生軌道中敲醒，後退一步思考你的整個人生。親人離世、失業、罹患重症……都屬於可能改變日後方向的事件。但話說回來，變故只是改變的契機之一，我不認爲每個人都非要經歷如此大的轉折，才懂得思考人生。也許你的人生歷練已經夠豐富，也許你目睹朋友的遭遇而受到啟發，也許只是因爲你今天讀了這本書。

在生病的狀況下，我最大的希望是活下去，但我想要的遠不止於此——我還要活得好。人生一定會有些很艱難的時刻，我們只祈望自己可以撐過去，但長期而言，我們都希望擁有幸福快樂的人生。然而，怎樣的人生算是幸福快樂？「活得好」對你是什麼意義？

在生病的狀況下，我最大的希望是活下去，但我想要的遠不止於此——我還要活得好。

如果我們選定的目標，驅使我們前進的方向不如預期，或根本無法產生驅動力（就像我十六歲時的夢想一樣），那就只是徒勞。如果目前的目標無法激勵你，也許應該另覓其他選擇；目標要具有意義——即使只對你一人有意義。

對未來抱持著某種模糊的想像，並不會導向具體的成果。如果我們當下感覺有點迷失，不妨邊走邊摸索與修正自己的方向。這是我罹癌後的強烈體悟，我想要感覺自己能掌控命運，儘管在癌症面前，我能做的很有限。然而，設定目標讓我有那麼一絲感覺：人生的方向操之在己。我不是盲從命運安排，而是企圖拿回主控權。

設定目標讓我有那麼一絲感覺：人生的方向操之在己。

不妨想想你現在的人生，以及你最想要改變的地方。改變，不必是很了不起的事，或一八〇度的大轉彎。只要對你有意義，就是重要的事。你想改變的，也許是在職場或感情中的行爲模式；或者你想要訓練自己的口條；也可能是你想戒掉老是說對不起的習慣。又或者，你想要在聖誕節前改善體能與雕塑身材，多吃蔬果少吃紅肉，週間少喝酒。寫下你的目標清單，只要是攸關你此刻最想要的人生，不拘大小事。不妨利用下列三個問題協助你：

1. 這個目標對你有多重要？
2. 你對達成目標有多少信心？
3. 此目標是否符合你的價值觀與信念？

思考過這些問題，再決定將哪些目標納入清單。以我來說，小願望包括完成下一輪化療而沒有恐慌發作，還有每天喝一杯綠色奶昔。它們都有助於達成我的大目標——也就是活下去。想想你的小目標是否可以爲你鋪設通往大目標的坦途？

有一個3E法可以檢驗你所立下的目標，它們應該能：

1. 促進自我了解（Enlighten）：突顯你的優缺點，以及你想要達成什麼，幫助你釐清優先順序。
2. 鼓勵你（Encourage）：激發你的動機，增加自信，讓你有勇氣執行計畫。
3. 增強能力（Enable）：幫助你培養技能，提升效率，有效實踐計畫。

**

你可能聽過如下建議：想要實現的目標，就要寫下來。這條建議奠基於一項知名的心理學研究（研究單位有人說是哈佛，有人說是耶魯），探討的是寫下目標的正面效果。研究發現，為將來擬定目標的三%學生，二十年後的收入比同學高出十倍之多！這份研究的唯一問題是——它是憑空捏造的。

這項被頻繁引述的研究，後來被揭露是虛構的。研究人員蓋兒．馬修斯（Gail Matthews）決定探討這個假研究有沒有一丁點眞實性。她親自做了實驗，將參與者分成五組，每一組都為了達成目標而比前一組多做一件事。第一組只須想想未來四週想要達成什麼；第二組除了想，還要寫下來；第三組要更進一步擬定具體計畫實現目標——馬修斯稱之為「行動承諾」（action commitments）。第四組要與一個支持他們的朋友分享寫下的目標與行動承諾。第五組除了上述每一點，還要寄每週進度報告給那位支持他的朋友。

結果很明顯：目標愈是具體可行，參與者愈是投入與承擔責任，四週後的成就愈高。事實上，每一組都比上一組達成更多，列出目標清單絕對值得。若想擁有最多的收穫，則要遵循第五組的做法。採取有助於實現目標的行動，才會有更堅定的意志貫徹到底。

我自己也很喜歡採用 SMART 原則，平常有在閱讀商管書籍的讀者應該不陌生。我不論在罹癌前後都是這套方法的信徒，它的基本概念是幫助你釐清真正想要的，並且投注心力讓它成真。想想你近期很想完成的一件事，看看是否符合下列五點：

1. 具體（Specific）：如果目標太模糊，便很難擬定達成目標的步驟。與其說「我要成功」，更好的做法是清楚定義你所謂的成功。

2. 可測量（Measurable）：你必須能判斷是否達成目標，能追蹤目前進展到什麼程度。成功的結果實際上應該是什麼模樣？

3. 可達成（Achievable）：目標愈具挑戰性，你的收穫就愈大，但不能困難到緣木求魚的地步，那會讓人非常氣餒。

4. 相關性（Relevant）：目標除了可達成，還要與現實條件相關。比方說，你的長處若是能派上用場就更棒了。

5. 及時（Time-bound）：可以指追求一項目標的時機是對的，也可以指達成目標的時限很恰當。

以我的最大目標——活下去——來說，SMART原則大致如下：

1. 具體：持續呼吸，持續一步步前進，遇到治療上的困難都可以重新振作。這夠具體了吧。

2. 可測量：我的健康狀況都可以追縱和量化。此外，我也會記錄自己完成哪些工作、花了多少時間，像是錄製 podcast 和訪談。

3. 可達成：是的，我到目前爲止還活著，但可以持續多久不在我的控制範圍內。

4. 相關性：答案既肯定又否定。面對無法治癒的宣判，我的目標並不務實，但我確實可以盡力延長生命，例如運動、注意飲食、充分投入治療。

5. 及時：是的，這正是我目前需要的。

如果你已決定聽從我的建議，擬定目標清單，請花幾分鐘檢視是否符合上述的 SMART 原則。目標是學習新的語言，那麼，你能否每週撥出充分的時間學習，讓目標不只是空談？想要「增強體能與雕塑身材」，這是一個夠具體的目標嗎？設定可達成且具激勵性的目標本身就是一項技能。最困難的部分之一，就是確定自己設定的目標是對的。舉例來說，你想像我一樣參加波士頓馬拉松，但時間比合格的規定多十三分鐘，你應該堅持此目標，或設定一個門檻較低的目標？要回答這個問題之前，我們可以先把問題拆解成較小的部分：你做了多少訓練？目前爲止進步了多少？你有多少時間進行訓練？你是否有能力做更多訓練，讓自己達到門檻？當你想像自己參加波士頓馬拉松，心裡湧現的快樂與成就感，是否讓你覺得投入更多訓練是值得的，抑或你感覺到的是疲倦和壓力？（如果是後者，也許反映出你實際投入訓練的時間比你期望的更少，因爲你並沒有樂在其中。）經過這一連串思考，如果結論是這個目標可以達成，即使需要耗費一點心力也不妨礙你的決心，它就是一個値得追求的目標。

當我們設定或重新校正完目標，通常會迫不及待地要往前衝，請緩一緩不要一開頭就做太多，很容易不堪負荷，接著馬力不濟就放棄了。如果依照上述方式設定目標，對你是很新的經驗，不妨從短程目標開始——比較容易達成，頻繁地成功也會爲你帶來信心，讓你有動力追求更長遠的夢想。最後，我們在描述目標時要盡可能正向。與其說你要減肥，不如說你想要吃得更健康、更常運動。目標，應該是正向的，讓人想到就會快樂，積極想要達成——而不是感覺像被懲罰，或覺得應該做而去做。

目標，應該是正向的，讓人想到就會快樂，積極想要達成。

**

根據一項有趣的統計，只有二〇%的人到了二月還惦記著自己許下的新年願望。爲什麼？因爲我們許這類願望的方式很容易失敗。你上一個成眞的新年願望是什麼？在英國，有幾百萬人在一月一日醒來時，決定要少喝酒，但「少喝」的具體意義爲何？又要採取哪些作爲來付諸實行？

設定目標後，不論大小，除非你採取步驟讓自己有機會成功，否則任何願望都難以實現。在教室裡，優秀的老師不會讓學生重蹈覆轍，犯同樣的錯。我們會鼓勵學生慢慢來，向朋友請益，反省自己的做法，以便發掘出錯的地方——換句話說，我們讓學生透過很多小步驟，大大增加成功的機會。

年輕時，會因爲他人相信自己而增加自信；年紀大了，我們都知道相信自己很重要，卻常忘了把它放在心上。沒有老師會在身邊提醒，我們有能力拿A，我們必須記得鼓勵自己，相信自己可以有所作爲。

我們都知道相信自己很重要，卻常忘了把它放在心上。

不要滿足於現在的自己，別把夢想儲放在腦袋裡而沒有拿出來付諸實行。要像所剩時間不多那樣急迫、動起來。如果夢想對你很重要，就值得你把它變成日常生活的一部分，爲它創造成功的條件。這正是我努力在做的事。當我發現罹患不治之症，停止規劃未來很容易，但設定新目標帶給我生存的意義和努力的理由，包括早期的部落格、報紙專欄、在媒體上提升大眾對大腸癌的認識。這些又回過頭來讓我想要用心經營人生，最後一段路一樣可以充滿趣味、喜悅和滿滿的愛。

罹患不治之症，停止規劃未來很容易，但設定新目標帶給我生存的意義和努力的理由。

04

雖然很想休息，但還是努力往前走

我每天至少需要有一件小事當目標，
而且必須是可達成的。

遛狗也好，煮一頓飯也罷，
不論是什麼，都能讓生活有一點點必要的安排。

有時候，我們不需要思考如何度過每一天，
只需要好好安排接下來的一小時。

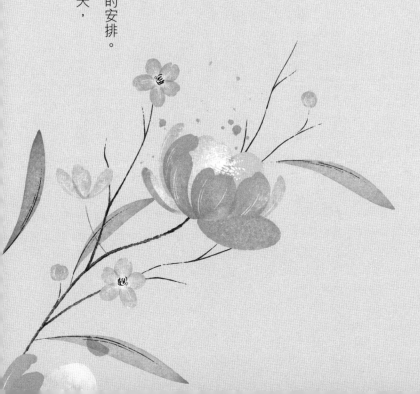

最有效率的理性生活，是每天早上做好當日的規劃，每天晚上檢視成果。

——法國外科醫生、生物學家亞歷克西・卡雷爾（Alexis Carrel）

老師的工作很規律，每個小時都必須按表操課。你無法任意更動課表或直接罷課。不能因爲上一個行程延誤，就缺席。你必須準時到校，充分備課，否則一整班三十多個學生很快就會鬧到天翻地覆。對我而言，教書是一份很大的責任，我眞心熱愛這份工作，它同時也決定了我的生活節奏。

我一邊教書一邊跨越一個又一個里程碑，想要成爲校長。固定的學期制度與假期讓我的生活很規律。學生的年度成績讓我知道自己的表現優劣，有機會停下來反省如何精進。考試成績是很公開的指標——有些父母會興奮地來信，表達對子女的成績有多滿意；有些父母則因爲小孩必須補考，感到沮喪。當這一切頓時都被奪走，對我是很大的打擊，人生幾乎要打掉重練。

我罹癌進行治療後，無法繼續教書，也不再有一套固定作息敦促我每天早上起床。持續很長一段時間，我唯一念著的，是我無法回歸正常生活，眼中所見只有失去工作後留下的一大片空虛。那段時間很煎熬——如果沒有必須起床的理由，我就不會起床。罹癌前，我是個工作狂，「今天不舒服要請假」對我而言是天方夜譚。

可以想見，我從罹癌的震驚中站穩後，很快就讓自己忙碌起來。我找到一個新的作息幫助我達成設定的目標（見前一章），這個策略也有益於身陷逆境的人。一開始，我們可以簡單地在行事曆記下每天要做的一件事，卽便只是寫下「下午要散步」也無妨。當我們求助於心理諮商師，他們常會建議你安排每週同一時間看診，因爲可以使你的生活發生改變，生活的安排就是改變的一部分。

安排新的規律作息，幫助我在罹癌後重拾生活。

當身體狀況還不錯，我每天的例行活動很單純。我不一定早起，但一定會起床、做運動、吃早餐。接下來從事什麼活動則不固定。聽起來也許沒什麼，但這三件事是培養新作息的重要基礎。用這方式展開新的一天，心情會是陽光的。維持固定作息需要一點毅力，但這是很有幫助的第一步。

我必須承認，如果沒有外力敦促我起身做事，要養成新的作息眞的很困難。一整個週末都沒有安排，我就很可能接近正午才起床，接著移步至沙發當馬鈴薯，一直待到再次上床。有時候，我確實需要休息；但多數時候，無所事事讓我覺得自己很頹廢。

若你眞的需要休息，勉強自己像行屍走肉一樣行動，只會感覺更糟，必須傾聽身體的眞實需求。很有趣的是，如果我在社群媒體上說自己要外出散個步，會有一群人恭喜我動起來，但同樣會有另一群人叫我不要勉強。我漸漸明白，人們會把自己的狀況投射到我身上。當一個人過得煎熬，未必想要聽到別人成就了哪些事。我們必須專注在自己身上，做適合自己的事。

我每天至少需要有一件小事當目標，而且必須是可達成的（如我所說，SMART派上用場了）。遛狗也好，煮一頓飯也罷，不論是什麼，都能讓生活有一點點必要的安排。我朋友有一個九歲大的女兒安妮，非常喜歡列清單，清單上第一條永遠都是「列清單」——這樣一來，她在列完後至少可以把第一條打勾！如此容易成功，讓她覺得充滿希望。

若當天的身體狀況不好，早上醒來意興闌珊，我會把這一天劃分成十五至三十個細項，照表操課：

9：00——刷牙洗頭
9：15——吃早餐
9：45——回覆電郵
10：00——瀏覽社群媒體十五分鐘
10：15——喝茶
10：30——爲合作的品牌錄一段廣告

就是如上的簡易活動，讓我在茫然的時候，有一張可以遵循的藍圖。我使用手機上的筆記本程式，很多日子——包含最難熬的那些——都是靠著擬定這樣的時間表撐過來的，而且一定會加入有把握做到的事（例如刷牙），可以打勾的感覺眞好。

我每天至少要有一件小事當目標，讓生活有一點點必要的安排。

若是一般情況，我的待辦事項只會列出當天要完成的主要工作，例如回覆郵件、參加聚會等等，就不再包含刷牙這種小事。

追蹤我的人都知道，我最喜歡的季節是夏天，現在的目標是趁有餘力多舉辦或參與一些活動。它遠不如表面看起來光鮮亮麗，我在事前的準備和規劃，通常比實際參與活動的時間更長。光是準備服飾、藥物就要耗費不少心力，還有長途交通、腸胃不適等狀況需要考量——這些都是很實際的問題。然而，等你完成原本以爲無法做到的事，好比二〇二二年六月出席格林德柏恩歌劇院（Glyndebourne Opera House）和皇家愛斯科賽馬場（Royal Ascot）活動，我化了妝，穿上新鞋，沐浴在和煦的陽光下——之前付出的一切都值得了。列出夢想清單具有很大的鼓舞作用，即使目前停留在想像階段也沒關係——那就像是一種「我還沒死，就要活得精采」的宣言。

列出夢想清單具有很大的鼓舞作用，即使目前停留在想像階段也沒關係——那就像是一種「我還沒死，就要活得精采」的宣言。

人們常問我：「你怎麼度過每一天？」其實有時候，我們不需要思考如何度過每一天，只需要好好安排接下來的一小時、一分鐘，甚至幾秒鐘。這種幫助自己前進的方式未必適用每個人，但對我真的很受用，讓我能持之以恆。

妥善規劃行程表，讓我在兩方面得到成就感。一、做事有條理，時間運用比較有效率，不會忘東忘西，等到一天結束才驚覺某件事忘了做。二、就像安妮一樣，每達成一件事就打勾，讓我很有滿足感。千萬別低估好心情帶來的正面影響力。

人們常用「沒時間」作爲沒有做某件事的託辭。事先擬定一段期間（可以是一天、一週、一個月或一年）的計畫，便可以避免這個問題。看看那些參加英國會考課程（GCSE）的學生如何擬定複習時間表並確切遵守，就不難明白個中道理了。

如果你有雄心壯志，夢想清單可能包含你的遠大計畫；如果你的境遇跟我相仿，或正處於焦慮恐慌等負面心理狀態，清單就可能包含「刷牙」、「鋪床」這一類推動你前進的小事。只要對你有效，就是一份好清單。萬一失敗沒達成，再接再厲就好。（詳見第五章）

**

如同上一章所說，我除了活著，還要活得好。我不斷提醒自己吃得健康、勤加運動、多和親人相處、創造回憶。每當完成這些事，我都會沉澱下來，滿懷感恩。很多人在工作上運用「里程碑」來追蹤進展。研究顯示，一個習慣設定里程碑的工作團隊，表現優於沒有的團隊。在個人生活上，我們也可以把一些事情當作里程碑，好比生日和週年紀念。根據統計，高達四六%的英國人懶得花心思慶祝結婚紀念日，將近半數。但對我來說，結婚絕對是我這一生中最重要的日子之一。

里程碑，像是我的人生註記，標示著我前進了多遠。它不必然是慶祝成功，也可以是慶賀更進一步遠離創傷或阻礙。像是參加匿名戒酒會支持團體的人，他們會慶祝最後一次喝酒是多久以前的事。里程碑，是一個反省進展的機會，同時也是把長遠計畫分割成不同的小階段，帶領我們一步步接近終點線。除此之外，它也是很重要的休息站，讓我們爲再次出發儲備體力。它不必符合別人期待，我們可以更常停下腳步，慶祝對自己有意義的小成就。

里程碑，可以讓你回頭瞧瞧自己走了多遠。

當你被告知五年存活率只有八%，如果這稱不上無法逾越的天險，我不知道還有什麼算是。十二月十六日——我被診斷出罹患不治之症的日子。每年，我都會紀念又與這個疾病共存一年的里程碑。這不是會讓我欣喜若狂、開香檳慶祝的日子，但提醒了我在這場抗爭中拚命努力的成果。

走過第一年，我確實有理由慶祝打敗了死亡機率，仍然活著。第二、三年，我感到恐懼，因爲身處相同情況的多數人此時都死了。第四年，感覺很微妙，從統計的角度來看，我能活到這一天很了不起。第五年，更是值得大書特書——我比九二%的人更受眷顧。二〇二一年十二月十六日，我活過了四十歲生日和抗癌五年的里程碑，我從未想過能做到任何一點。

治療過程也是如此，當你被告知要做多少次化療或放療，你會忍不住開始計數。我也不例外，直到後來成了長期癌患。在我接受治療的皇家馬斯登醫院（Royal Marsden），有一些癌友也是長期患者。其中一名叫約翰，與癌症共存三十年，自一九九〇年代診斷出睪丸癌，歷經轉移，如今已六十多歲。另外還有瑪喬莉，罹癌二十年。我們像是一個小社團，我剛確診，他們便將我納入這個群體。後來，我看到很多新加入的患者對未來感到惶恐，同樣受到他們的提點與照顧。

我們在展開抗癌之旅時，有幾個里程碑一定會牢記在心：第一次和最後一次化療，或是還有幾次放療要做。但若變成像約翰和瑪喬莉這樣的長期癌患，又會如何呢？我最近一次和約翰聯絡，他說截至目前已做過二百五十二輪化療。對他來說，這個里程碑讓他啼笑皆非，但仍然值得慶祝。

慶祝過程中的里程碑，會讓我們的大腦渴望更多成就。如果最終目標是在三十分鐘內跑完五公里，任何讓你更接近目標的成績都值得大肆慶祝。獎勵過程中的每一步，而不只是最終目標。如此，我們才會渴望複製促成這一步的背後行爲——也就是我們付出的努力。

你是否聽過「組塊化」（chunking）的概念？它不是一個優美的詞彙，卻是一個受用的觀念。如果我們將大目標分解成小組塊，每完成一小塊就會感覺自己往前邁進一點點，它們是邁向最終成果的里程碑。旅程和目的地一樣重要，我們要好好享受過程中循序漸進的成果，辛苦換來的小成就和耀眼的大成功同樣值得慶祝。

**

在你的人生旅程中，成功是什麼模樣？每個人都應該定義自己的成功，你重視這樣的成就是因為對你有意義，而不是在乎別人的觀感。對我而言，最大的成功是打敗機率、好好活著——但三十分鐘內跑完五公里和清理衣櫃同樣也是一種成就。

成功可以是看得見的，也可以是內在的，但渴望別人認可的成功有時不太健康。如果你在讀這段文字前幾個小時，檢查過社群媒體的按讚或分享數，你並不是特例，這確實很難抗拒。但眞正的自我價值，不是來自於有多少人喜歡你的貼文，或在臉書、ＩＧ上追蹤你。

這是我一直想克服但還未成功的。我當老師時，常常因爲學生的進步和事業上的升遷得到獎賞，我現在仍然習慣追求那樣的肯定——我知道我已經不再需要了，但骨子裡還是希望別人知道我在進步。

當有人開始實行健康飲食計畫，或進行跑馬拉松訓練，這些行爲常會得到旁人的正增強反饋（positive reinforcement）。但較少人會恭喜你的自我成長，因爲他們不容易看見，也不見得會直接受到影響。

當你確立了目標，不妨想想達成目標的意義和價值所在。我盡力過好每一天，我是成功的作家、podcast 主持人和運動倡導者，它們爲我贏得很多讚美和認可，但我最驕傲的事情之一，是對瀕死者與喪親者產生的影響。

不久前，我在社群媒體收到一位丈夫的來訊。他發訊息前三十分鐘，妻子剛因大腸癌病逝家中。他深陷悲傷，卻還是決定跟我聯繫，感謝我的 podcast 節目《一起抗癌》帶給他的妻子希望和安心，尤其是在生命接近終點的這一段路。他感謝在妻子飽受癌症摧殘之時，我讓她有繼續往前走的勇氣。

幾週前，我還收到一位女士的訊息，她的母親罹癌瀕死，她正在安寧病房握著母親的手。醫生說她母親無法熬過這一夜，她在萬般悲痛中聯繫我，感謝我製作出讓她們母女一起收聽的 podcast。

這不是傳統上所謂的成功，卻是在哀傷、病痛、死亡當中的眞情流露。我以前當老師時，喜歡看得見的進步指標，一開始沒有把這些視爲一種成就——只有跟隨他們一起陷入很強烈、深沉的悲傷。但切換角度回首這一切，我領悟到，透過分享自己的故事爲有相仿經歷的人提供一點安慰，是多麼大的一種成就。他們在沉重的創傷中選擇向我傾訴，我是何其幸運！這是身爲播客和作家的我，引以爲豪的價値所在，也是剛開始這些新身分時完全沒有料到的收穫。成功可以有很多種形式，未必跟獎賞和讚美有關。

當你用心體會，最有意義的東西常常是無形的，未必是你完成了什麼了不起的大事；那些能帶給你微笑或安心感的微小進展同樣重要。讓身旁的人感染你的樂觀，就是具有價値的事。在疫情封鎖期間，你在家盡心教導小孩，你也許不認爲這足以自豪，但幫助小孩度過如此不尋常的情況，絕對是一項成就。

試著回想過去的二十四小時，一定存在很多當下被你忽略的小成就，也許是問候親人鄰居、煮飯讓小孩飽餐一頓等等。人生中讓你最驕傲的，也許是那些值得歡慶的時刻；但讓旅途旅難忘的，是過程中的每一步——這也是盡力過好每一天的意義所在。過去五年來，我愈來愈深刻體認到這個道理。

人生中讓你最自豪的，也許是那些值得歡慶的時刻；但讓旅途難忘的，是過程中的每一步——這也是盡力過好每一天的意義所在。

我所受的教育訓練，是要讚揚小孩的努力甚於稱讚結果。我們應該把同樣的原則運用在自己的人生，在過程中紀念自己達成的里程碑。這是我在抗癌路上一直在做的，因爲我早就應該不在這裡了。但這不是唯一重要的里程碑，教養小孩、跟親友維繫感情、幫助不曾謀面的病友，同樣具有意義，更是促使我每天前進的動力。如果你正努力朝著某個目標邁進，一定要不時鼓勵自己，細數你已經達成的成就——通往夢想的道路，就是由它們鋪成的。

實現夢想的關鍵在於不要只看成敗，更要追求意義。你會發現，過程中的微小進步和成果都變得更有意義。

——美國脫口秀主持人歐普拉・溫芙蕾（Oprah Winfrey）

05

點燃失敗的火種

我知道身體不對勁，
但醫生說是焦慮或腸躁症引起的。
很遺憾，這不是事實。
但說到底，不論我做什麼也無法改變結果。
我也許無法做太多事情阻止身體衰敗，
但我找到其他值得歡慶的成就，驅使我持續不斷。

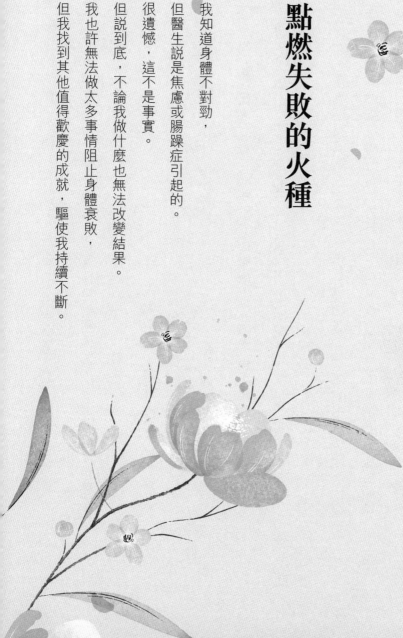

活著而不曾失敗是不可能的，除非你謹慎到等同不曾活過——那樣子的你已經注定失敗。

——J K．羅琳（J. K. Rowling）

此刻，我在「活著」這件事上經歷重大失敗，但不是我的錯。我的身體無法正常運作，我無法控制癌症——坦白說，我覺得這件事爛透了。

當然，罹癌不算眞的「失敗」，也不是憑我一己之力可以解決，但有一件事在我確診罹癌時沒有人告訴我，只能靠自學：那就是卽使在可預見的未來，我的存活率不太樂觀，但我有一〇〇%的機會在活著的每一天變得更聰明。我領悟到，人生會戛然而止，必須爲自己掙得勝利感。就連身體的運作失常都可當作學習的機會。

切換視角看待「失敗」未必容易，尤其當我們成年之後。觀察小嬰兒學習新事物會發現一件很棒的事，他們絲毫不知失敗爲何物——跌倒了，就再站起來。他們學習使用湯匙時，不管吃什麼都會沾滿臉，哪裡懂得什麼叫尷尬。但等年紀大到某個階段，開始產生自我意識，就會擔憂萬一犯錯了，大人和同儕怎麼看自己。

在中學時期，失敗常被視爲是「輸掉」。社群媒體是一部分成因，它呈現的大多是光鮮亮麗的一面。我們看到編修過的圖片、最美好的片段。我們看到漂亮的蛋糕成品，看不到學習過程中烤壞了被丟進垃圾桶的那一個。我們貼出住宿的絕美木屋，刻意略過訂房時沒注意到的那一條吵雜公路。這可以理解——別人未必想看到那些東西。但如果我們不斷歌頌「完美」，從不去看不完美的部分，便會間接鼓勵小孩（甚至大人）遠離可能失敗的事情。我們漸漸相信，失敗是要不計代價避免的，而不是學習的絕佳機會（後者才是事實）。遺憾的是，這個觀點成爲很多人的終生信念。我在社群媒體、podcast、專欄文章中，盡可能坦白我的眞實情況，主要原因之一就是讓人們了解罹癌是什麼模樣，包括醜陋的部分。

老師在教學時，會把失敗包含在課程裡。舉例來說，如果學生第一次接觸代數的觀念，老師預期學生需要一段時間才能掌握竅門，因此會預留摸索的時間。學生初次嘗試任何事情，在老師眼中都是一個摸索的過程。隨著知識與經驗的積累，後續的失敗會愈來愈少——換句話說，初期的失敗不僅難以避免，也有助於確保最終的成功。

等到成人後，我們多常給自己失敗的機會？沒有人是完人，我們卻不切實際地希望自己每次都成功，執拗地把失敗解讀爲輸了、不夠格、不夠好。如果把失敗視爲再次揮棒的機會，你會完全逆轉「失敗」在你人生的定義。我當老師那些年，看著學生從做錯到最後做對，在在提醒我，切換視角看待失敗，就能擁有再次揮棒的機會，而且這一次，我們將掌握失敗給予的啟示。

把失敗視為再次揮棒的機會，你會完全逆轉「失敗」在你人生的定義。

我們能從失敗學到多少，很大程度取決於我們在當下以及事後如何看待失敗。我們必須願意找出它給予的啟示，而不是耽溺於失望的情緒。我相信，失敗能讓我們得到最豐富的人生體悟——只要我們敞開心胸接受學習的機會，而不受「失敗」的傳統負面觀感所束縛。

失敗，能讓我們得到最豐富的人生體悟——只要我們敞開心胸接受學習的機會。

如果你從來沒有失敗過，也許是你不曾用力嘗試過。在追求成長、活出豐富人生的路上，只要擁有正確的心態，失敗就只是你通往成功路上的一抹過路風景。

**

然而，要落實到生活中絕非易事，尤其當我籠罩在低潮的情緒裡，想到很多事都可能是最後一次，未來沒有機會再做。所幸，曾經的老師身分對我有莫大的幫助。

罹癌前，我原本就相信態度（attitude）和心態（mindset）對一個人如何看待與因應人生境遇，起著至關重要的作用，也是預測一個人未來的重要指標。罹癌後的五年完全印證了這一點。我無法否認，我的情況有時候很危急，但我的心態影響了情緒與因應方式，很多時候也影響了結果，幫助我挺過危機。

心態理論有許多派別，我最初接觸的，也最能啟發我深入思考的，是傑出的心理學家卡蘿．杜維克（Carol Dweck）的固定與成長心態。如果你受過領導力訓練或讀過商業書籍，甚至在教育領域工作，大概聽過這個概念。杜維克解釋，固定心態相信創造力、智力、性格是靜態的，無法改變。如果你數學、藝術或音樂不好，那是因為你不具備那些技能；如果你運動、寫作、舞蹈很好，那是因爲天賦使然。最簡單形式的固定心態，就是相信我們能做與不能做什麼、哪些事在行或不在行，在出生時就已由基因決定。在某些情況下，抱持固定心態是一件好事。例如有些企業家避免涉足自認不擅長的領域與可能失敗的情況，從而讓成功的機率變大。但對多數人而言，抱持固定心態會限制成功的機會。

成長心態恰恰相反，就一般的定義來說，成長心態相信一個人的創造力、智力和性格，可以因爲投入、努力、認眞學習而改變。沒有什麼是固定不變的，只要心態正確，你就能進步、成長、有所成就。

杜維克觀察到人們面對失敗的反應天差地別，因此對心態產生興趣。有些人遇到挫折會放棄；有些人視逆境爲挑戰，反而會受到激勵。後者不僅能化險爲夷，還很歡迎失敗，愈挫愈勇。杜維克發現，這些人相信自己的智慧和能力足以克服困難，失敗只是學習的一環，自己一定可以漸入佳境。

杜維克指出：「要預測一個人面對挑戰能否展現韌性與毅力，不在於他是否具備某項能力，或對這項能力的自信」，而在於「他對能力抱持何種信念」。發揮能力達成某項成就還不夠，我們必須相信不論順利或出差錯，我們都可以學習、成長茁壯，因爲能力並非固定不變，可以憑藉努力、毅力和韌性累積與增進。就是這樣的心態幫助我適應罹癌後的人生，激發出我都不知道自己具備的特質，把原本以爲的弱點轉化爲優點。

改變你看事情的方式，你看到的事情就會改變。

——美國作家偉恩．戴爾（Dr. Wayne Dyer）

除此之外，情緒、期待和既定觀念對我們如何看待「失敗」也具有深遠影響。有些事乍看是二元對立的問題——不是對、就是錯；要嘛得到工作、要嘛面試失利；要嘛達成訓練目標、不然就是沒達標——但一個人認爲的失敗，對另一個人可能只是改變方向。不妨試想下列情況，當我們放下某次「失敗」往前走，隨著時間逐漸淡忘，我們對那次失敗的看法也可能產生改變。

作家蘇珊．坎恩（Susan Cain）曾形容自己是「充滿矛盾的企業律師」。她不喜歡律師工作，但表現很好，未來可望升任公司合夥人……沒想到，她有一天被告知當不成合夥人。她感到挫敗，請了假休息，突然想起原本的寫作計畫。當天她便開始寫作，最後完成這本經過專業研究、引人入勝的暢銷書《安靜，就是力量》（*Quiet*），激勵無數內向的人開始尋找安身立命之所。

蘇珊未能成爲合夥人，這個挫敗搖身一變成爲機會，她在過程中領悟到：她一直在追求自己不在乎的事業，而沒有去實現寫作的夢想。這樣的領悟未必是立即產生的——她在事發的當下，也可能認爲自己是失敗的。如今，我確信她會認爲那是一生中最美好的事。我同樣確定，我們一生中都會經歷某些事情披著失敗的外衣，回頭看才明白外衣底下的啟示。

不妨想想你所認爲的失敗，後來帶你走上哪一條路，你是否從中獲得了什麼。卽使它讓你跌落谷底，看不到任何光亮，那也沒關係，因爲你現在只剩下一條路可走——往上爬。

哈佛商學院教授艾美．埃德蒙森（Amy Edmondson）認爲，失敗主要有三種：

1. 可避免或可預防的失敗
2. 不可避免或比較複雜的失敗
3. 快速發生或知識不足的失敗

事情發展不如預期，往往背後都有原因。也許是疏忽了某些細節，或錯估某件事的重要性，或沒有在必要時尋求協助。這些是可避免的失敗。如果採取不同做法，就會有更好的結果。當然，我們未必都能事先看出它可避免，通常都是事後諸葛，自責沒有足夠的先見之明。但如果放一點心思在反省出錯的原因，未來就能避免同樣的錯誤。

我有個切身的例子：我的親戚克蕾兒．鮑文（Clare Bowen）二〇〇八年開始舉辦皇家公園半程馬拉松賽（Royal Parks Half Marathon），我在羅癌前幾年都固定參加。發現罹癌後，二〇一七年我決定缺席。好友們聽到消息紛紛說要代我跑，我覺得好溫馨。但那一天到來時，我的心情變得很低落——我多想要下場跟他們一起跑。我誓言隔年一定要參加，不要讓癌症阻礙我。

我報名二〇一八年的馬拉松，但沒有告訴任何人。我在病中一直努力運動，當時的體能狀況相當不錯。我心想，先報名再說，當天再評估自己的情況適不適合跑步。我曾多次練習跑十公里，要是跑不動了，剩餘路程就用走的。

就在活動前幾天，我的好友瑞秋去世，我想要穿一件印有她的臉龐的運動衫，爲紀念她而跑。我並沒有眞的爲跑半馬（約二十一公里）做足準備，很久沒有跑這麼長的距離，抱著姑且一試的心態。

那天，我和克蕾兒一起跑，滿滿的腎上腺素讓我前幾公里跑得很順利。但過沒多久腳踝開始疼痛，當天的氛圍和我為自己能參加的自豪，支撐著我繼續跑下去。但最後實在痛得跑不動了，剩下的路程都是用走的。我們一抵達終點，腎上腺素便消失了，我才察覺腳踝嚴重受傷。我們去找活動醫護站，他們快速將我送去急診，檢查發現是應力性骨折（stress fracture）。我必須穿著一隻很醜的大靴子好幾星期——我後來甚至用這隻靴子搭配華服去參加光鮮亮麗的頒獎典禮！

回頭看，這完全可以避免。我在跑前沒有充分準備；當身體發出警訊，我不予理會，後來花了半年調養才能恢復跑步。但我學到了教訓，在二〇二〇年參加倫敦馬拉松，上次可避免的失敗教我一定要做好準備。

然而，我們也需要體認到一件事——人生未必都能凡事順利，難免有些不測風雲：好比罹癌、被後面車子追撞、爆發疫情。即使最周全的計畫也阻擋不了這些飛來橫禍，我們不應該過度沮喪。

我無法做什麼來避免罹癌，如今也無法做什麼來改變它。遇上了，找一個理由來怪罪很容易，我剛罹癌時也經歷過這個階段。儘管我是素食者，定期運動，比一般大腸癌患者年輕，我有很長一段時間自責沒有去就醫，一直怪自己：我應該早點做這件事，應該做那件事，我應該更積極處理。

我知道身體不對勁，也有去檢查，但醫生說我的症狀不嚴重，是焦慮或腸躁症引起的。很遺憾，這不是事實。但說到底，不論我做什麼也無法改變結果，這已是無可避免了。我最後終於明白，歸咎誰都無濟於事。我決定要提高人們對大腸癌與其症狀的了解，這有意義多了。最重要的是，我們如何因應不可避免的失敗。

不要等待，永遠不會有「最佳」時機。現在就開始，使用你拿得到的工具，你在過程中就會發現更好的工具。

——美國作家拿破崙．希爾（Napoleon Hill）

商業界流行一種概念：快速失敗（fast failures）。但我喜歡另一種說法：「姑且一試型的」失敗，你願意用最快的速度學到最多的東西。也可以把它想成刻意或反覆練習式的失敗，因爲你預期會出錯，還是決定試一試，從中學習和精進。這一類失敗通常可以快速學習，調整後再繼續嘗試。我們在嬰兒時期學習走路或吃東西，就是在犯這一類失敗——先試再說，這招不行就換別招——只是我們自己沒有意識到。研究人員進行的某些實驗也是屬於這一類，他們就是必須躍入未知的領域，看看會發生什麼事。

我八至十四歲時參加國家體操訓練，姑且一試型的失敗早已融入訓練過程。我在嘗試新動作時，第一次一定以失敗告終，完全符合教練的期待。我必須重新再來，矯正問題或錯誤。教練會教我方法，我也會向其他學員請益。我必須得到很多幫助，累積經驗，才能學會新動作。以雙槓為例，起初，我一定會跌落至槓子底下的墊子，慢慢進展到下面有隊友或教練接住我，最後，自覺槓子底下不再需要那麼多墊子，教練在一旁以備不時之需即可。我一次又一次重複同樣的動作，從失敗中學習，直到有足夠的自信練習下一個動作。

循序漸進的嘗試很重要。若是沒有從第一階段開始，直接跳到下一個階段，嚴重的可能摔斷脖子。我們在進行訓練時絕對會避免，在生活中卻常忘了這一點，總希望一次就大獲全勝，結果迎來的經常是慘敗，因為沒有在過程中學習如何撐住自己。「快速失敗」是承認我們無法一蹴可幾，必須透過試誤來累積進步，邁向最終的成功。

嘗試過，失敗了，沒關係。再試一次，再失敗一次，你會敗得比較漂亮。

——愛爾蘭作家薩繆爾·貝克特（Samuel Beckett）

**

恐懼失敗，會讓我們裹足不前。切換視角把失敗當作學習與成長之必要，我們就能開始吸取當中的養分。

我在教書時會培養學生一項極爲重要的技能：自我評量。學生要幫自己的作業打分數，找出錯誤來訂正（當然也要找出表現好的部分）。如此一來，他們從錯誤學習的效果，遠比老師通篇打勾畫叉後交還給他們好得多。學生可以掌控自己的學習狀況，充分參與學習的過程，成效遠優於死記硬背。

在我規劃的每一堂課，都會納入ＤＩＲＴ「改進與反省時間」（Dedicated Improvement and Reflection Time），也就是能從這堂課學到什麼。ＤＩＲＴ的用意是讓學生檢討自己的功課，看看哪裡出錯，如何做得更好。它建立起一個自我反省與接受反饋的持續性循環。不只在課堂上很有用，我們在生活裡都需要放入一些ＤＩＲＴ。

恐懼失敗，會讓我們裹足不前。

它的概念很簡單，但有多少人擅長這種自我調整？我們遭遇失敗，最常見的反應是拋到腦後，繼續過日子。如果你上次慘遭滑鐵盧之後，進行了仔細分析，探討哪裡做得好，哪裡可以更好，哪裡可以不一樣，那麼，你真的很值得鼓勵。如果沒有，請試著把失敗轉化成自我調整的學習循環，我相信，你因應困境的能力會大幅度提升。

當你決定採用ＤＩＲＴ，下列問題可以幫助你找出癥結所在：

- 出了什麼差錯？
- 這是哪一類型的失敗？
- 受到何種外在因素影響，下次如何把影響降至最低？
- 你是否擁有必要資源可以解決問題，或需要尋求協助？

- 如何提高未來的成功機率？
- 總括來說，你從中學到何種教訓？

你可以列出更多問題——重點是專注探究出錯的細節，以及增進你對自己的了解。每當你嘗試新事物或設定新目標，除了考量達成目標的時程，若在過程中加入一些DIRT，很快就會感受到它的益處。

也許你對自己擬定的新運動計畫，很快就喪失熱忱，最後放棄。也許你一直希望吃得更健康，但下班路上老是被外帶餐館的美食攔截。不論是什麼問題，DIRT都會讓你有空間找出不順利的模式和原因，然後進行改變。例如找個朋友一起運動，維持你的動力，或是規劃下班走另一條路回家。

利用DIRT檢討分析之後，有時候我們會發現，放棄是最好的選擇。我大約在十四歲時停止練體操，當時英國體操界不像今日有那麼多資金贊助。若十六歲沒有打進奧運就沒機會了，我在十幾歲就已認清無法達到成績。進入青春期後，我再也無法像以前一樣做一些承擔自身體重的練習，我必須尋找別的目標。我嘗試過田徑、網球和其他運動。所以，失敗不只幫助你更接近目的地，也能告訴你何時應該完全改變方向。

失敗，不只幫助你更接近目的地，
也能告訴你何時應該完全改變方向。

若能把失敗後的檢討與學習循環變成一種習慣，不僅自己受益，也能感染周遭的人。心理學家綺拉．海莫維茲（Kyla Haimovitz）在史丹佛大學進行研究時發現，孩子對自身智力的看法，會受到父母視失敗是利是弊的觀念影響。抱持健康心態看待出差錯這件事，不只跟我們自己有關，也會影響孩子的幸福。不妨讓孩子知道你出過什麼差錯，以及從中學到什麼——比較小的事像是把肉煎焦了。這次失敗讓你知道下次鍋子不要那麼熱。如此簡單的例子，裡面卻包含了行動、檢討和下次要做的改變。

像這樣的小失敗可以作爲因應大失敗的藍圖，我們在孩子還小時就把這份藍圖傳承給他。我們也要和孩子分享自己的大失敗——讓他們從你的犯錯經驗學習，了解到失敗並不是窮途末路，沒有什麼好丟臉的。

**

當我們自己存在盲點，光是靠自我評估也無法明白如何解決問題，這時候就需要別人的反饋了。反饋，是幫助我們做得更好的最佳工具。我當老師時，經常得到反饋：上司評量、同事與學生的反饋、學生表現的排名等等。後來離開學校，我開始為報紙寫專欄，幾乎再也沒有得到反饋。對很多行業可能是常態，但我不太習慣。

我撰稿約一年後，日報編輯邀我吃飯，我猜想他是要炒我魷魚。我其實沒有從他那裡得到太多訊息，卻自己做了最壞的假設。少了反饋，我任由自己向負面念頭靠近，假設最糟的情況就要發生，吃飯前一整個禮拜幾乎都睡不好。結果，我們當天閒聊了一會兒後，他說很滿意我的稿子，我們談天說地享用了很愉快的一頓飯。這件事讓我知道反饋有多重要。

誰會給你反饋，那是怎樣的反饋？你聽了之後是敞開心胸接受或自我防衛？沒有人喜歡自己的缺點被放大檢視，但如果能放下受傷的自尊，明白一個眞心誠意的反饋是具有建設性的建議，幫助你下次做得更好，你就會張開雙臂歡迎它。

沒有人喜歡缺點被放大檢視，
但反饋是幫助我們進步的絕佳工具。

信賴之人提供的反饋，我們通常比較積極尋求、接受與消化，即使當下感到忠言逆耳。親密的伴侶或尊敬的上司對我們的提點，比較聽得進去，也比較可能激發行爲的改變。所以，我們要找到生活中那些提供誠實又有益的反饋之人。

擁抱失敗，除了上述的優點，它還能讓你更有衝勁、更有熱情。

**

我當老師時，曾在一些相當弱勢的學校服務——學校位於艱困地區，失業、不平等和社會問題很多。表面上，這些學校會被認爲是「失敗的」，但在每一所學校，你都可以目睹很多學生將逆境當作改變的動力。他們不滿意人生，不滿意自己和家人生活在貧困中，卻能將之轉化爲雄心壯志，努力讀出好成績，擺脫貧窮。

如果爲自己的挫折找藉口，我們就不會去解決問題，無法將之轉化爲衝勁。如果把逆境當作需要更努力的理由，我們就會找到工具和動力往前邁進。

罹癌後，我可以沉浸在自己的眼淚裡幾個月、甚至長達幾年（沒錯，我還是有以淚洗面的時候），但我想要讓人生（不論長短）過得豐盛有價值，這是每天驅使我向前的力量。我也許無法做太多事情阻止身體衰敗，但我找到其他值得歡慶的成就，驅使我持續不斷。不論面對何種困難，即使目前覺得無力回天，只要以力所能及的方式向成功靠近——一步一步，一點一滴，日復一日——我們終究能在黑暗盡頭看見曙光。

我不畏懼風暴，因為我在學習乘風破浪。

——《小婦人》作者露意莎・梅・奧爾柯特（Louisa May Alcott）

06

展現你的毅力

自從診斷出無法治癒的癌症，
我就必須不斷召喚我的毅力。
有幾次，我對化療產生過敏反應，
在心理上要接受這救命的治療變得有障礙。
後來有一次化療，我的焦慮症發作得很嚴重，
所幸，我終究堅持下來完成治療。

永遠不要放棄，因為當你想要放棄時，正是情勢開始逆轉的時候。

——美國作家哈里特・比徹・斯托（Harriet Beecher Stowe）

我二十歲出頭第一年教書，偶然看到這句話：「未來屬於那些對自己的夢想深信不疑的人。」一般認爲這句話出自擔任美國第一夫人最久的愛蓮娜・羅斯福（Eleanor Roosevelt）。那是我的第一份工作，迫切希望留下好印象，下班後花不少時間在複印室，將那句話印在小卡片上護貝，送給每個學生留存。我認爲那句話就像魔法一樣，如果我們有遠大的夢想且信之不疑，最後就會成眞。

如今回頭看，我不知道該佩服自己的熱情，還是難以置信自己的天眞，竟然把事情想得這麼簡單——只要你眞切地想要一樣東西，它就會成眞。如果這是事實，我就可以治好癌症，可以成爲億萬富翁。然而，那一句話確實具有些許眞實性——我們都需要讓夢想有壯大的空間，讓想像力描繪出未來的人生模樣，我們才能了解自己要什麼，才能開始看到讓它實現的方法。但說到底，我們還是必須身體力行，秉持毅力與信念去投入，才有實現的可能。

我很早就體認到意志力與毅力的重要，參加國家體操訓練時，一週受訓時間長達三十小時。我們被灌輸一個觀念：努力會有成果，必須維持鐵一樣的紀律。我從體操學到的精神影響了我一輩子。當年的優異成績讓我很自豪，從小就把身體鍛鍊到極致，雖然體能與健康是不同的兩件事，但確實讓我培養出一個信念：只要不斷練習，就能看到成果。

我十二時扭傷腳踝。我在平衡木上練習連續後空翻，第二次後空翻時手一滑跌了下去，腳撞到平衡木側邊。當時正在翻轉，身體停不下來，撞到後彈出去，落地時腳踝骨折。康復後，我極度害怕站上平衡木，幾乎一切都必須從頭開始，才能恢復原來的狀態。我可以選擇放棄，臣服於害怕再次受傷的焦慮，這樣很容易；但我熱愛體操，靠著強大的毅力和意志力支撐我繼續下去。

每次練習接近尾聲，我們絕不會希望從平衡木落地或正在練習的動作以失敗告終。我們偶爾會在練習結束後，自主多練半個小時或更久。這種心態是在告訴自己：「我相信自己可以做得到。」如此，下次練習便會有一個好的開始。即使失敗了上百次，只要最後一次成功了，我們在下次訓練就可以告訴自己：「我可以的，我可以再成功一次。」就這樣，我習慣了持續努力直到獲得滿意的結果，尤其當我疲憊到一心只想回家休息，就是展現毅力的時候。

對我而言，毅力就是斷然拒絕屈服，一次又一次振作起來，用盡力氣去活，就像沒有明天一樣。自從診斷出無法治癒的癌症，我就必須不斷召喚我的毅力。有幾次，我對化療產生過敏反應，在心理上要接受這救命的治療變得有障礙。後來有一次化療時，我的焦慮症發作得很嚴重。身體沒有問題，但心理上認爲自己百分之百要死了，就是這一天了——死期已至。所幸，我終究堅持下來完成治療。

毅力，就是斷然拒絕屈服，用盡力氣去活，就像沒有明天一樣。

如果一件事會造成這麼大的創傷，多數人都會選擇逃避，但我別無選擇，幾週後又回去進行化療。我真的百般不願意。明知不去的後果嚴重，但開車到醫院、解開安全帶、走進醫院大門，舉步維艱。這是救命的治療，但我的焦慮感太強烈，很擔憂又一次的過敏反應，必須投注全副的心力和毅力才能完成。我猜想，很多癌症患者都有過這種感受——當治療比生病本身更難受，你需要極爲強大的意志力才能繼續走下去。

當治療比生病本身更難受，你需要極為強大的意志力才能繼續走下去。

也許是受到小時候的體操訓練和熱愛的教育工作影響，我自認有很強的決心，不喜歡放棄。自從罹癌以來，這項特質更加明顯，如今甚至能運用在人生的其他領域。癌症糟透了，沒有人想要跟這該死的疾病沾上邊，但癌症也讓我發現原來我有這麼堅強的毅力和韌性。在危急關頭，我能活下去的唯一方法，就是面對我最不想做的事。如果曾處於類似的情況，你會知道當你堅持到底，迎來的會是你最引以自豪、收穫最大的時刻。

**

我當老師時，常在不同學校帶領教師發展與訓練活動。我很喜歡推薦關於心態、領導力訓練與發展的書籍給有興趣的人，像是卡蘿・德威克（Carol Dweck）的《心態致勝》（*Mindset*）、馬修・賽義德（Matthew Syed）的《反彈力》（*Bounce*）。尤其是心理學家安琪拉・達克沃斯（Angela Duckworth）的《恆毅力》（*Grit*），作者爲了探索爲什麼有些人會成功、有些人會失敗，針對目標與成就指標非常不同的族群進行研究——例如美國西點軍校畢業生和參加拼字比賽的小孩。她發現，影響成功的最主要因素不是天賦，而是熱情、堅持與責任心。達克沃斯說：「天賦讓我們容易忽略至少同樣重要的因素，也就是努力。」她和同僚稱這個特質爲「恆毅力」，並給了一個定義：「對長期目標的熱情和堅持。」

不論失敗或被打倒多少次，恆毅力會讓你再站起來，投入必要的時間和心力讓自己變得更好、得到你想要的，不會因爲外在因素半途而廢。它是活出充實人生的關鍵。當我們找到失敗的癥結與原因（詳見上一章），恆毅力會幫助我們進行矯正，挺過困境。

我認識一個伊頓學院的年輕畢業生大衛，他是索馬利亞的第一代難民，襁褓時期隨同父母來到倫敦，與四個兄弟姊妹住在倫敦高犯罪率地區的大樓。他讀的是當地最大的綜合學校。學校本身還不錯，但學生要面對很多困難（英語通常是第二語言，家裡多半沒有電腦或印表機）。學生的成績比我預期的更好。大衛無法參加很多社團，放學後要在家照顧弟妹，但他有遠大的夢想。他發現，伊頓有提供高中獎學金（sixth-form scholarship）給像他這樣的學生，他在老師的協助下申請了，並進入最終候選名單，面談後得以就讀普通教育高級證書課程（A level），條件是他的中等教育普通證書（GCSE）必須全部拿到最高成績。

那年夏天的溫度創紀錄，倫敦的太陽高照，大衛有很多朋友打電話邀他到公園踢足球，但他決定全神貫注讀書。他刻意把錄取信放在床頭，每晚睡前都會看到，用以提醒自己若沒有全力以赴將錯過什麼。他告訴自己，用這段時間的犧牲來換取長遠的夢想。大衛後來成功進入伊頓就讀，成績全拿到 A，幾年後進入牛津就讀。他年紀輕輕就體認到，努力與犧牲是通往夢想的門票。

達克沃斯想出一套公式描述這種毅力，她在書中寫道：

天分 × 努力＝技能

技能 × 努力＝成就

她解釋：「天分是指一個人能憑藉努力快速改善技能，成就則是運用培養的技能得到成果。」換句話說，若沒有努力，你的天分就只是嘗試之後或許可以發揮的能力。唯有當你投入心力，才能讓技能發揮到你希望的程度。大衛很會讀書，但也爲了達成目標做出犧牲。漫長的炎熱夏天很容易讓人偏離目標，他卻堅持下去。

很多人都可以回想起類似的經驗，從中發現自己沒有意識到的毅力。也許是你爲了進入理想的技術學院或大學，儘管會落後朋友一年也不惜重考。也許你持之以恆地運動，雖然覺得疲累，也沒有放棄。

我在擔任助理校長（assistant head）期間，想要更上層樓成爲副校長。兩個職位聽起來很類似，其實並不相同。校長不在時，副校長對學校有法律責任，必須符合特定資格——校長專業資格檢定（National Professional Qualifcation for Headship）——才能擔任。我知道自己可以勝任，但得到的反饋都建議我緩一緩，還沒做好充分的準備。我沒有退縮或負面看待這樣的意見，反而是加倍努力讓別人認可我可以勝任。我放下驕傲，克服被拒絕的感受，專心一意追求目標，我下一次爭取升遷便成功了。對目標懷抱熱情，也是毅力的另一項重要特質。

那麼，我們要如何駕馭毅力，在生活中善加利用，使其成爲個人的特質？當我們的追求與自己的熱情相符，毅力就很容易水到渠成；如果目標是爲符合他人期待而強加在自己身上，肯定比較難長久堅持下去。

熱情，在達克沃斯的理論裡有特別的意思。她說重要的不是強烈的情感，而是心懷最終的目標，長時間持續追求。你必須眞正在乎一件事才會長期追求。達克沃斯稱之爲「高階目標」（top-level goals），或者說本身就是終點的目標，而不是通往其他目的之低階目標（lower-level goals）。如同第三章所說，與癌症共存、活下去是我的最高目標，而喝健康的綠色奶昔則是低階目標，幫助我達成主要目標。

每個人都會對某些事特別感興趣、特別容易受到激勵，在這些領域一展長才會有較大的收穫。反之，一個人若是對糕餅缺乏熱情，卻想要在《大英烘焙大賽》（*Bake Off*）節目裡勝出，實現的機率就會小很多。如果目標無法激勵你，那可能不是適合你的目標。你努力追求的目標應該具有意義，即使只對你有意義。

記者兼暢銷作家麥爾坎．葛拉威爾（Malcolm Gladwell）的《異數：超凡與平凡的界線在哪裡？》（*Outliers*）一書，讓「一萬小時理論」廣爲人知，基本概念是說：想在任何領域出類拔萃（不論是成爲頂尖運動員或鋼琴家），每年練習一千小時且持續十年是必要的。賽義德的暢銷書《反彈力》沿用這個觀念，但提出一個重要的附帶條件——一萬小時的練習若是做得不好便沒有意義。天分還是具有其重要性，你的努力必須專注且實際。我們多數人卽使練習一萬小時，也無法成爲專業的網球選手。如果練習方式無法帶來挑戰與拓展能力的機會、突顯弱點以便積極改進，更是格外沒有意義。然而，沒有投入心力便很難把一件事做到很好——不論是溜滑板或成爲優秀的演說家——這仍是不變的事實。儘管好萊塢試圖讓我們相信一夜成功的故事，眞實世界沒有這種事。一名年輕的足球員在英格蘭足球超級聯賽初登場就表現優異，一夜之間從默默無名變成家喻戶曉，但我們沒看到的是他花了幾千個小時練習，早到晚退，別人訓練結束了，他也不罷休。

每個人遇到的困難不同，也會隨著時間變化。成長過程中，我對於在人前講話從不感到特別緊張，有人要我在家族聚會中講幾句感言，我就會在大家面前侃侃而談。但當我第一次在學校公開講話，卻緊張得一塌糊塗。校長注意到我在大會中抖得厲害，還得教導我如何克服緊張。幾經練習後，我確實克服了，演說甚至變成第二天性一樣自然。關鍵在於接受協助，深入檢討和練習。後來，我開始在媒體上活躍，提升大眾對大腸癌的了解，又體驗到類似的情況。照理說，我在電視、電台宣導大腸癌的知識，只是延伸我在教育方面的熱情和天分。但第一次到《BBC早餐》（*BBC Breakfast*）錄現場節目時，一想到有幾百萬人盯著我，還是緊張得要命。

我盡力完成了，之後的現場訪問或podcast節目都讓我對這種說話場合更加熟練。

研究發現，樂觀正向的自我對話（self-talk）也有助於培養韌性和毅力。這是美國軍方給新兵的教導，也是職業運動員所受的訓練之一。其核心精神就是遇到困境時告訴自己：「你可以克服的」。研究顯示，正向的自我對話能降低壓力，提高成功機率。聽起來有點玄妙，但我可以保證它的效果。不妨試想，你有多少次告訴自己太難了、你做不到，又有多少次這樣的自我對話變成自我實現的預言——這是悲觀負面的自我對話，我們常常不假思索就把它往自己身上套，而正向的自我對話可以扭轉這種傾向。

幾年前，我完成一項特別具有挑戰的任務，就是善用正向自我對話的力量。二〇一九年，我去參加元月三鐵賽（Tri January），那是英國鐵人三項聯合會（British Triathlon）推出的活動，目的是要鼓勵民衆參與。運動一直是我在抗癌路上很重要的一環——有助於紓解焦慮、爲大手術做準備以及術後復原。因此，我很樂意幫他們推廣活動，唯一的問題是：我很害怕在開放水域游泳。雖然有奧運金牌得主蕾貝卡．阿德靈頓（Rebecca Adlington）的建議和訓練，當我踏進里茲（Leeds）朗德海公園（Roundhay Park）的冰冷湖水，展開三鐵的游泳環節，我整個人凍僵了，只覺得無法呼吸。

這是爲初學者舉辦的三鐵，只須游四百公尺，我在泳池完成過很多次，知道自己做得到。但當我站在混濁的湖水裡，水溫僅攝氏十二度，理性早就抛到九霄雲外，只想離開現場到其他任何地方都好。然而，《BBC運動台》（*BBC Sport*）正在拍攝，我若是放棄會讓很多人感到失望。我待在保安船旁邊，對自己喊話：「黛博拉，妳可以的。」我從頭至尾不斷重複這句咒語：「妳可以的，妳可以的。」

事後，我發誓再也不要在開放水域游泳。我不喜歡，但我做到了，正向自我對話激發了我的毅力。如今，那面獎牌和倫敦馬拉松的獎牌並列我的最愛。

最後，我們可以讓身邊環繞著和你有同樣目標與熱情的人。老師們都知道，新同學往往會跟常混在一起的同學表現出同樣的行爲，所以鼓勵學生慎選朋友。同樣的道理，當我們去參加運動團體或讀書會，到後來也常會受到群體的感染。加入一群有相似目標、理念、做法的人，他們的支持、鼓勵與適度競爭都有助於我們展現毅力、堅持目標。

加入一群有相似目標的人，他們的支持、鼓勵與適度競爭都有助於我們展現毅力。

**

心理學認為，韌性讓你能主動因應人生的挑戰，運用技能與策略有效地化解困難，重新振作。韌性不只讓你有能力應付當下的難關，走過逆境後，你會變得更堅強、更有應變力，從而更有能力面對下一次難關。人生難以預測，逆境再所難免，問題在於我們能多快度過高壓期，恢復平靜，把心力放在追求更好的未來？韌性可以培養，成功克服挑戰的經驗尤其有幫助。

照顧好自己的身體也很重要，吃好睡飽，適度運動。身體狀況不好，很難有足夠的心理強度讓你展現韌性。我們也要避免用負面的回應機制來逃避壓力，例如酒精和藥物、暴食或厭食、賭博或賴床。我們不必過著像是清修的生活，偶爾放鬆一下有益身心（我就很喜歡偶爾享受一杯美酒），但要留心過度倚賴這些具有破壞性的抒發出口。

有韌性，才能主動積極因應人生的挑戰。

展現韌性，也可以仰賴他人的支持——隨著健康惡化，我愈來愈能體會這一點。社會支持可以讓一個人更有韌性，孤立無援則反之。我們多少在新聞上看過關於「孤獨病」的報導，社會大眾已廣泛體認到欠缺社會連結對身心有負面的影響——例如極少與人接觸的獨居老人。

我們可以尋求處境相仿之人的支持。我不希望任何人罹患大腸癌，但若能組成一個癌友支持社群，你不必講完所有細節，成員就已能感同身受，這樣的團體會讓你有歸屬感。我常接到朋友或朋友的朋友來電，請我和他們認識的大腸癌患者聊聊。我不是醫生，無法提供醫療建議，但我確實了解罹癌有多讓人恐慌。當你剛確診，你會以爲自己特別倒楣，後來才發現，還有成千上萬人也在經歷同樣的事。在那之前，你覺得孤立、茫然失措。當你獲得一群人的支持，明白自己並不孤單，韌性就會慢慢產生。

當你獲得一群人的支持，明白自己並不孤單，韌性就會慢慢產生。

你愈是喜歡與人交往、坦率、親切、友善，愈容易建立友誼與人脈，支持網絡也會愈廣。但比起網絡的廣度，更重要的是我們與他人的情感紐帶（bonds）有多強。即使你是偏內向的人，不善於交際，還是可以跟別人建立深刻的人際關係。真誠坦露情感、同理心，都可以拉進你跟別人的距離。

所以說，韌性不只與我們本身的特質有關，也深受與周遭人們的關係影響。

**

有一些具體方法讓你成爲更有韌性的人。過去幾年，我不知有多少次必須從低潮振作，我眞心相信韌性是可以養成的。美國心理學會（American Psycho_logical Association）也持相同的看法：「與韌性相關的行爲、思想、行動是每個人都可以學習和培養的。」

認知行爲治療（通常簡稱CBT）可以扭轉那些妨礙你展現韌性的負面思維，培養特定技能來面對問題。但即使沒有接受正規治療，我們也可以朝這方面努力。美國心理學會列出十項很實用的做法：

1. 建立人際連結。

2. 避免將危機視爲不可克服的困難。
3. 接受改變是人生的常態。
4. 朝目標邁進。
5. 果斷行動。
6. 找出發掘自我的機會。
7. 培養正向的自我觀感。
8. 客觀看待事物、不執著。
9. 對未來懷抱希望。
10. 照顧好自己。

人們常對我說：「我不知道妳怎麼做到的，怎麼可以這麼陽光。」我並非一向都如此開朗樂觀，我相信，很多人在逆境中都會驚訝於自己被激發出來的韌性。然而，韌性和毅力在平時就可以主動培養，不需要災難臨頭才來測試自己有多少能耐。

不經一番寒徹骨，怎得梅花撲鼻香。（No grit, no pearl）

——黃檗禪師

07

面對恐懼的勇氣

別人常很善良地告訴我，他們認為我很勇敢，
但我不這樣看自己。
當你像我處於這樣可怕的情況，
根本沒有太多選擇，只能面對。
當我真正沒有了選擇，我才意識到自己的力量，
奮力活下去的意志強過對死亡的恐懼。

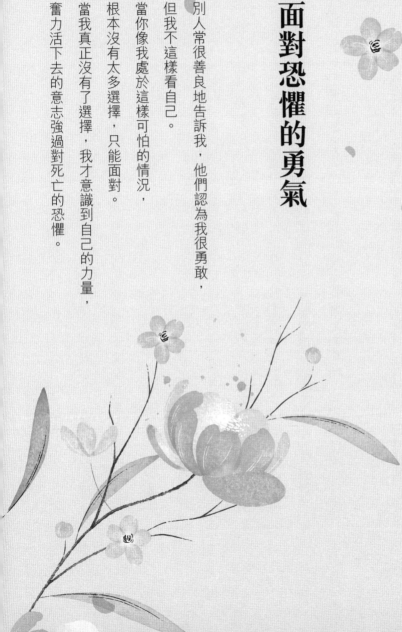

每一次你停下來直視你的恐懼，你就會變得更加堅強、勇敢與自信。你因而能告訴自己：你已超越恐懼，可以承擔接下來的挑戰。

——愛蓮娜・羅斯福

你人生最尷尬的時刻是何時？我二十四歲在柯芬園（Covent Garden）的 Karen Millen 服飾店經歷了有史以來最尷尬的時刻，雖然現在每次回想的感覺不是羞愧或丟臉。我深刻記得當時恐懼到極點——那種感覺遠超過「好想挖個洞鑽進去」。我真心覺得我會當場死掉。

當時，我在又悶又熱的地下室更衣室，正要試穿訂製的上班洋裝，突然一陣強烈、讓人無法呼吸、全然的恐懼襲來。經歷過恐慌發作的人就會知道，這種恐懼通常不知從何而來。我措手不及，肺部似乎失去功能，強烈想要逃跑，遠離這種感覺。如果可以，甚至想要離開自己的身體，至少我知道自己無法待在原地……問題是我還沒把衣服穿回去。我只穿著內衣，快速抓起原本的衣服跑出店門，直接跑進柯芬園——當時正值繁忙的上班日午餐時間。吸進第一口乾爽的空氣後，我才意識到自己正穿著內衣站在中倫敦鬧區。

附近逛街的路人停下來看我是不是街頭表演。我內心仍存有恐慌，但總算恢復理智將衣服穿上。接著，我開始跑，以最快的速度跑到滑鐵盧車站，最後搭上車坐回沃金市（Woking）的家。我清楚記得在車上，我用諾基亞手機發簡訊給媽媽：「我不喜歡倫敦市中心，可以二十分鐘後來車站接我嗎？」然後一路玩著貪食蛇遊戲（Snake，八〇年代初的遊戲），以免腦中反覆出現「我會窒息而死」的念頭。

我大半輩子都活在焦慮中，曾有幾段時期極度頻繁地嚴重恐慌發作，導致我無法開車，恐懼到無法走過繁忙的街道、甚至走出門。二十多歲時，很多次最後被送進急診室——嚴重到我以爲心臟病發作了。我常半夜發作醒來，腎上腺素強烈地流貫全身，身體麻木，感覺完全無法動彈。我感受到的所有生理症狀都在傳達：我要死了。當時比較年輕，並不是眞地接近死亡，卻因爲對死亡的失控恐懼，妨礙正常的生活。實在有點諷刺。我應該出去享受生命卻困在家裡，也曾因恐懼飛行而錯失度假時光。

我多希望吞一口藥或按個按鈕，就讓這嚴重的焦慮消失。如果你曾經有過一絲相仿的經驗，或曾經試著安撫有相同經驗的人，就會知道問題複雜得多。我試過處方藥，但只是讓我覺得很麻木，其他什麼也沒有。我也試過很多一對一治療和認知行爲治療，效果不一，有時候幫上一點忙，但長期來看沒有一樣眞的有效。就如同人生許多艱困、悲傷或不愉快的遭遇，我別無選擇只能試著從經驗學習，找出一條路徑向前走。我後來發現它有一個模式，起初是看似沒來由地愈來愈焦慮，接著表現出身體徵狀：恐慌發作，呼吸急促。我會去看家庭醫生，檢查那些症狀以求安心，然後恢復正常一段時間，直到整個過程又重複一次。

你知道最後是什麼「治癒」了我嗎？當最糟糕的事、也就是我的恐懼成眞時——醫生說我得了無法治癒的癌症，我會死。我再也沒有選擇，必須直視我最大的恐懼。

當然，我絕不是說，如果你有恐慌發作的困擾，除了罹癌就回天乏術了。從認知行爲治療、其他類型的諮商到正念與放鬆技巧——我很鼓勵你繼續嘗試適合自己的方法，沒有人應該在日常生活中承受那種程度的焦慮。

想想我前半輩子都處於高度恐慌的狀態，甚至曾經穿著內衣褲在倫敦鬧區奔跑。照理說，我發現自己罹癌應該完全崩潰，爆發史上最嚴重的恐慌發作。但實際上卻發生了最怪異、最出乎意料的事：我的焦慮程度降低了。當然，我偶爾仍然會陷入很嚴重的低潮，有時候在做掃描、驗血或治療時也會恐慌發作，但這些是眞實的事件，而不是沒來由的恐慌。

當我被迫面對過去二十年來最擔憂的事，我的內在發生了改變。我別無選擇只能克服對死亡的恐懼和焦慮，因爲我對生命還有眷戀。我不想蜷縮著等待死神降臨，我要以想要的方式活下去，直到不可避免的那天到來。我必須直面最糟糕的情況，因爲不得不，我反而發現自己原來可以做到，自我懷疑一點一滴消失。當我眞正沒有了選擇，我才意識到自己的力量，奮力活下去的意志強過對死亡的恐懼。

當我真正沒有了選擇，
我才意識到自己的力量，
奮力活下去的意志強過對死亡的恐懼。

**

別人常很善良地告訴我，他們認爲我很勇敢，但我不這樣看自己。當你像我處於這樣可怕的情況，根本沒有太多選擇，只能面對。我做的只是任何人都會做的事，眞要說出個原因，這可能跟個人動機有關。我當然不是想著：「我要繼續奮戰下去，因爲我很勇敢。」我繼續奮戰下去，是因爲我有繼續奮戰的理由。

我繼續奮戰下去，是因為我有繼續奮戰的理由。

我在某個星期五前往醫院，我的介入性放射科醫生（interventional

radiologist）必須緊急幫我裝引流管，以便清理膽管——一切都很倉促，沒有時間進行麻醉或服用讓你舒緩一些的藥物。醫生只能直接放引流管，事後他說：

「黛博拉，妳比我們遇過的任何人都更厲害，連縮一下都沒有。」

「該做的事就是要做啊！」

「我知道，但有些大男人真的對著我哭！」

對我而言，勇敢，是你抗拒做某件事但還是去完成它。有時候，我是有意識地決定面對我害怕的事，我沒有雙手一攤擺爛。我擁抱正確的心態做決定，好比持續回去做化療，即使會出現過敏反應，恐懼再度發生。但話說回來，我其實沒有選擇。如果不讓醫生做該做的事，我會死掉，我必須咬緊牙關撐過它。

任何人若曾面對改變一生的診斷，或不得不面對自己最深的恐懼，就會知道一個人可以同時既害怕又勇敢。很多時候，我還是怕得要死，但我同時也能承擔讓我最害怕的事。

若你曾被迫面對自己最深的恐懼，就會知道一個人可以同時既害怕又勇敢。

二〇二二年初，我因癌症併發緊急狀況，差點走了。二〇二一年末，我結腸炎發作，中斷癌症治療四個月。儘管如此，我和家人共度了美好的聖誕節，準備新年再次開始化療。一月六日要到皇家馬斯登醫院看診前，我感覺不太舒服，但完全不知道情況有多嚴重。驗血顯示我的肝功能異常，進一步檢查發現，在治療中斷期間，膽管旁的腫瘤長大堵住了膽管。所幸可以動手術解決，預定在隔日進行。

那晚六點左右，我開始很不舒服，跑進浴室吐了很多鮮血和血塊。我暈得很厲害，幾乎要昏過去，還是勉力打電話叫了救護車。我幾乎無法進行溝通，只能草草報了名字和地址，沒力氣說明狀況或病情。當時唯一能做的，就只是求助。

老公塞巴斯蒂安回到家發現我的狀況。接線員告訴他救護車至少要半個鐘頭才會到，於是他把我抱起來，放進自家車裡安頓好，然後飛車送往切爾西與西敏醫院（Chelsea and Westminster Hospital）。一路上，我努力不要失去意識。我不斷想著，如果醫療人員不知道我的複雜病史，可能以為我沒救了，於是勉強打電話給我的介入性放射科醫生尼可斯·佛提迪斯（Nicos Fotiadis），他已幫我動過多次手術，我告訴他自己將被送到哪家醫院。所幸他在待命中，表示他會前往那裡看顧我。

一到達，他們趕忙送我去急救，有幾個小時我的生死難料，但急救人員奇蹟似地讓我穩定下來。肝衰竭導致我的門靜脈（portal vein）——從胰臟和腸胃通到肝臟的主要血管——破裂，食道靜脈曲張出血。兩者都必須處置，才有存活的機會。當晚，尼可斯幫我進行門靜脈手術——我從頭到尾都清醒著，因為身體太衰弱，無法全身麻醉。隔天早上，食道靜脈曲張止血了。接下來幾天，我發生藥物過敏，但很快就找到我那虛弱身體可以承受的替代藥物。這次病危的元凶——膽管阻塞——也處理完畢。我在住院的十天期間，根本不知道是否有出院的一天。

經過這次病危，我再次陷入茫然，不知如何自處。我無法信任我的身體——挨過可怕治療或罹患絕症的人，對這種感覺應該不陌生。

我害怕做了會讓症狀惡化的事，擔憂是先前做了什麼導致這次病危。我開始質疑自己：「如果吃了這個，會不會影響病情？」「如果做運動，會不會讓自己太累？」我對自己的每個舉動心存懷疑，結果就是害怕到足不出戶。我陷在負面思維和恐懼迴圈中無法脫身。對我而言，打破循環的唯一方式，就是認知到有這個循環存在，然後繼續向前。在這次創傷經驗後，我強迫自己出門去散步——這是我跨出去的第一小步。

過了一陣子，我才從那次經歷明白自己有多接近死亡，但比起剛確診時，我從負面情緒中復原的速度變快了。這很難以言喻，我就在某天早上醒來，感覺開朗了一點。我想著，今天又是全新的一天，「我有太多事想做，現在死掉還太早。我想寫完這本書，要工作，要跟家人好好相聚。我不要他們記住這樣的我，我要再去法國南部一次。我有很多期待要去做的事。現在就死掉實在太討厭了。」說來有趣，這類自我對話慢慢改變了我的觀點，我開始想著：「拜託，黛博拉，我們再試試看吧！」我並沒有突然就變健康，但我現在認爲那是一種勇敢——有時候，最困難的挑戰是學習再次活著，尤其當一切都告訴我，我面對的是難以跨越的關卡。但只要有一%的生機，就表示還有東西可以努力抓住。一總比〇來得好。

只要有一%的生機，就表示還有東西可以努力抓住。一總比〇來得好。

然而，挑戰接踵而來。我的癌症惡化到肝臟基本上已停止運作，接下來四個月我只能待在醫院。期間，我一再跌落谷底，不知道多少次告訴自己：「我不知道還能怎麼辦，也不知道怎麼有人能做到。我的身體已無力回天。」二〇二二年五月，醫生無法再爲我做任何事。我虛弱的身體無法應付挽救肝功能的治療，我和家人做了心碎的決定，回到爸媽家中接受安寧照護。雖然一直都知道這一天遲早會到來，但淸楚看見人生的盡頭，還是一記很大的打擊。即使如此，我仍然堅持：*就算是人生終點，我也要按照自己的方式走向它。*

**

世上沒有神奇的勇敢配方，沒有祕密武器讓你擊倒飛來橫禍。勇敢很難，也不是天生的。即使最堅強的人也有恐懼的時刻，只是每個人的表現方式不一樣。

有時候，我會故作勇敢，但有時候，連裝都裝不來。我不會教任何人假裝勇敢，但我確實認爲有時候這樣是對的——尤其是在孩子面前，這樣也有助於避免負面思維將我淹沒。當命懸一線，我們很容易萌生出勇氣。當你感覺自己像一顆定時炸彈，每一天都更接近爆炸，這絕對需要勇氣來面對。我知道自己的身體在崩解，尤其是最近，每一天都是煎熬。我不要別人看到我如此脆弱地走向死亡，連我自己心都碎了，身旁的人一定更不忍。

我找到一個方法挺下去，就如同我在經歷嚴重焦慮時所做的。我在身體糟到必須接受安寧照護時，感到非常害怕，但我告訴自己：「沒關係，我只要度過這一天就好了。」如果我想太多想太遠，一定會徹底崩潰。在這種情況下，所謂的勇敢，其實就只是一小步一小步持續朝著希望的方向前進。這不是什麼了不起的事，只是我當下必須做的事。等到回頭看，才知道跨出的那每一小步都是勇氣。

所謂勇敢，是儘管害怕，
仍一小步一小步朝著希望的方向前進。

心理專家認爲，一個人若能體認到這些小事是勇敢的表現，有助於他在未來更有勇氣。專家把勇敢細分成三類：人身、道德與生存。第一種可能最顯而易見——也就是在面對危險時挺身採取行動，甘冒自身的風險去援助別人，例如跳入河中拯救溺水的小孩。道德勇氣則是明知於己有害，還是去做對的事。例如學生爲了同學挺身對抗霸凌者，儘管自己也可能淪爲被霸凌的目標。第三種勇氣是我以前沒想過的，這與一個人面對長期疾病的能力有關。人們常說我在面對癌症時展現出這種勇氣，但我感受更深刻的是——照顧我的醫療人員、支持我撐下去的親友也同樣具有勇氣。

很多人講到勇敢，第一個想到的可能是人身的勇敢。我們在新聞或歷史上看到的英勇事蹟就是屬於這一類。金恩博士和曼德拉挺身對抗種族歧視，都是超乎凡人的義行，也難免我們會認爲勇氣只有少數人具備。但如果我們把勇敢想成一種心理狀態，就會時常在身邊發現勇氣的例證：同事中年轉換跑道、朋友終於向心儀對象告白、害羞的小孩第一次踏進學校、怕水的人開始學習游泳等等。只要留點心，我們也會發現自己有很多類似的表現。我們都比自己以爲的更勇敢。

**

我們都有恐懼，必須體認與接受這件事。適度的恐懼是良性的，它讓我們努力活下去，想要在自己在乎的領域好好表現。世上的頂尖演說家仍然會焦慮，優秀的運動員在賽前也會緊張。一個人如果沒有任何恐懼，也許是他還沒有體悟到可能失去什麼。

逃避恐懼只是徒勞，我們能做的是接納自己的恐懼，然後一小步一小步跨過去。當我們能對自己說：「即將發生的事真的讓我害怕，但我還是要去做」，這就是勇敢的體現。

我們每個人都必須面對自己的恐懼，直面應戰。你處理恐懼的態度，決定你餘生的走向是體驗精采人生，或因恐懼而自我設限。

——美國作家朱蒂．布魯姆（Judy Blume）

08

笑的療癒力

我不想把注意力放在我有多煎熬，
而是拿出幽默感擋在前頭。
如果不笑，我就會哭——雖然不是每次都成功，
但至少笑一笑有較大的機率幫助我度過難關。

如果失去笑容，我絕對無法挺過來。笑，讓我暫時超脫這可怕的境況，漸漸可以忍受。

——奧地利精神病學家維克多．法蘭可（Viktor Frankl）

幽默，是我在抗癌一路上的重要功臣。你可能難以置信，但我在過去五年的笑容可能比之前三十五年更多。我想，這也反映了我很認真要維持正常的生活。幽默，具有讓我復原的能力，對我周遭的人也是如此。

即使罹癌，世界也不會就此停止運轉。家人在身邊成爲我的支柱，我很難不意識到，這件事徹底翻轉了他們的生活，但日子還是得繼續過下去。在這種情況下，幽默可以讓身邊的人得到一點點保護。我無法勉強他們笑，但耍一點幽默讓他們知道其實笑一笑也無妨。如果我和家人這五年來就只能徬徨無助，他們整天念著：「黛博拉要死了，黛博拉要死了」這會有多陰鬱？沒有人可以長期如此過日子，況且我們壓根不是這樣的人，我們一家都很愛開玩笑，也很愛笑。

二〇二二年一月之後，我的健康惡化，待在醫院的時間愈來愈長。有一個週末，我的狀況特別差，全副心力都放在能不能順利排氣。抱歉，這畫面不是太賞心悅目，但基本上我的腸子已經罷工，有結腸炎等各種問題。最後，我決定在 IG 上和百萬人分享我是否能順利排氣排便。等到終於解放了，我再次貼文：「哈利路亞！」我不想把注意力放在我有多煎熬，而是拿出幽默感擋在前頭。如果不笑，我就會哭——雖然不是每次都成功，但至少笑一笑有較大的機率幫助我度過難關。

我不想把注意力放在我有多煎熬，而是拿出幽默感擋在前頭。如果不笑，我就會哭。

我在醫院期間，往往不知道醒來時會不會很難受，習慣在上床前把所有可能需要的東西準備好。有一次大約是凌晨三點時分，我吃了止痛藥好不容易有了睡意。十分鐘後，我不小心將一瓶水踢倒在床單上。我躺在一灘水裡瞪著天花板，過了一會兒才按鈕請人來幫忙。我心想：「黛博拉，眞有妳的，好不容易要睡著了，又弄得一團糟。」我很不舒服，不得不在三更半夜找人來換床單，只因爲我把水瓶放錯地方，又翻身踢倒它。這種時候，我選擇苦笑。

我喜歡親近有趣的人，尤其是和我有相近幽默感的人，就是很傻氣很英國式的那種幽默，太高深的笑話我反而聽不懂。有天晚上，我疼痛到睡不著，半夜一點還在看電視，內容是鏡頭捕捉到皇室成員出糗的畫面，其中一人在聽音樂家發出貓的聲音且連成曲調時，笑到失控。我也跟著笑了。只是簡單的趣味影片，我就暫時忘記了身體的疼痛。

人生有時很荒謬，但也因爲這樣才有趣、才有挑戰性。當你身處我的境地，情況可以突然惡化，攸關生死，很容易就忽略人生有趣的一面。如果你每隔兩秒就需要大便，還得像嬰兒一樣包尿布，若沒有一點幽默感，你很難不陷入很深的憂鬱。

我眞心相信，卽使在黑暗或悲傷的時刻，戴上一點笑容也無妨。記得我去參加祖母的葬禮時遲到了，前晚聚餐酒喝太多，嚴重宿醉，只能在教堂走道上跟著棺木走。家人紛紛詢問我去哪裡了，後來才發現我跟在棺木後面，一路說：「對不起，對不起，眞對不起。」確實有點不敬，但那畫面也有點滑稽，至少，我知道祖母會笑到翻過去。關於那場葬禮，我只記得這件事，這段插曲也讓很多人的心情沒那麼沉重。

人們爲了追求完美給自己太多壓力，但我們常常都在搞砸事情，自嘲是一門必要的功夫。生命本身已經很艱難，何妨笑一個，然後放過自己——卽使面對死亡也一樣。

死到臨頭還會耍幽默的，非瑞秋莫屬了。她在死掉前一天傳了一個

GIF檔給我，上頭畫著兩個死神說：「鬼門關另一頭見！」她常對我開玩笑：「如果我們同時死掉，葬禮的花會不會買二送一？」

生命本身已經很艱難，何妨笑一個，然後放過自己——即使面對死亡也一樣。

二〇二二年初，我發生食道靜脈出血，不確定自己是否能挺過，當時，我寫下的一部分遺言頗有趣，我告訴老公：「塞巴斯蒂安，我知道你一直以爲我親了某個傢伙，我發誓我沒有。」在最後關頭，我以爲會有千言萬語，想到的卻是年輕時的陳年趣事。我也留言給頭髮愈來愈稀少的弟弟，打趣說他愈來愈像威廉王子，要儘早向女友求婚（感謝老天他聽進去了）。在理應嚴肅的時刻，我念著的卻是如此雞毛蒜皮的事，不由得淺淺一笑。

此外，幽默感也是很重要的教育工具。我是英國大腸癌組織（Bowel Cancer UK）的贊助者，我常向他們解釋，如果用條列式的重點來傳達大腸癌症狀，沒有人想看，必須先吸引人們的注意，才能有效把訊息傳播出去。我最早的一支ＩＧ影片，是我穿著便便圖案的六歲童裝，在林子裡邊跑邊說：「我很性感吧。」穿童裝的尺寸是將錯就錯，我收到送來的衣服時整個瞠目結舌，但想到只要能引起大眾的注意，就這樣上場吧。

**

我在罹癌後，每天都因幽默感受益。你不必聽信我的一面之詞，不妨看看科學研究怎麼說：笑會讓人分泌腦內啡（endorphin），幫助身體對抗痛苦。專家發現，笑是癌症治療很重要的一環。一項研究顯示，接受笑聲治療的患者——練習大笑瑜伽、看喜劇表演——對疼痛的耐受度變高。此外，笑能減少壓力賀爾蒙，從而降低焦慮。我自己沒有偏愛大笑瑜伽，但喜歡看喜劇，很高興知道喜劇讓我感覺良好是有生物學根據的。

幽默感的效益可粗略分爲兩種——一種是向內的，幫助我們提高自我觀感；另一種可以改善我們和別人的關係。提升自我觀感的幽默像是一種防衛機制，幫助我們因應壓力，面對逆境能鼓起勇氣，感覺自己足以扭轉局面。但如果做得太過，過度用自嘲來自我貶抑，反而會引發憂鬱與焦慮。換句話說，自嘲有益的前提是，它眞的讓你感覺良好，反映的是眞正幽默，而不是貶低自己。

心理學家稱促進健康關係的幽默爲「親和型幽默」（affiliative），意思很簡單，就是能幫助我們與人建立深厚的感情。提高幸福感，減少衝突，強化人際關係，讓我們更有吸引力，也可提高群體的士氣、凝聚力和認同感，營造歡樂的氣氛。然而，如果誤把幽默變成具攻擊性的取笑，產生的就是反效果。我在學校親眼見證的霸凌，經常就是以「開玩笑」爲幌子。

**

對我有幫助的小事，不僅是幽默感。自生病以來，我更常流連在路邊欣賞美麗的花朵，我以前只會匆忙走過，甚至沒有多看一眼。許多經歷人生轉折的人會說，自己從沒像此刻懂得欣賞大自然的美。另外有一種美，我從生病前就一直愛不釋手，化妝品和美麗服飾一直是我人生的兩大樂事。

很多接近人生終點的人，不再花心思在衣服和化妝品等物質上頭。但我恰恰相反——看著漂亮的衣服（明知可能再也沒有機會穿），坐在化妝檯前望著上百種口紅和漂亮香水瓶，多麼心曠神怡！你可能對此沒有共鳴，但每個人都應有寵愛自己的方式，尤其當你感覺身體正在日漸衰敗。

我讓自己賞心悅目一點，心情也就好一些。我討厭看到鏡中一臉病容的自己，至少在外貌上要像以前一樣光鮮亮麗。我在父母家進行安寧照護時，也有寵愛自己的方式，弟弟班和妹妹莎拉會來充當我的「保母」，我約人來幫大家修指甲，要求每個人都穿上相襯的睡衣，這樣的嬉耍玩鬧讓我們像是回到童年，這比任何藥物都更療癒。

我在住院期間，也不忘貫徹寵愛哲學。在《慾望城市》裡，凱莉常穿著漂亮的 Manolo Blahnik 鞋，包括鑲有水晶的經典藍色天鵝絨款式。二〇二一年，Blahnik 和勃肯（Birkenstock）進行不太搭調的合作，推出藍色天鵝絨水晶平底涼鞋，坦白說，我認爲有些勃肯鞋款不是很美觀（很多人一定不同意），但穿起來很舒適。他們在網路上推出新品時，我剛好清晨四點還醒著，鞋子半小時就銷售一空，能夠搶到一雙讓我在病床上樂不可支。

我寵愛自己的方式可能和你不一樣。有些人樂在花園種植美麗的花卉，但我種什麼死什麼。找到屬於自己的快樂來源，在煎熬的時候，爲自己發掘一點樂趣和笑聲，這樣的人生更値得活。

想想你的周遭還有哪些美麗的事物，讓自己快樂起來。

——《安妮日記》作者安・法蘭克福（Anne Frank）

09

總有值得感恩的事

感恩，是當你有很多東西被奪走，
還可以緊緊抓住的禮物。

罹癌前，我從不認為自己有多幸運。
我有愛我的父母、老公和孩子，
但一直到跟他們相處的時間可能戛然而止，
我才真正體悟到他們有多重要。

感恩不只是最大的美德，更是所有美德的根源。

——羅馬哲學家西塞羅（Cicero）

如果你天生悲觀，那就認清這個事實，試著更常從生活中發掘美好的事物。如果你天生樂觀，那是上天賜予你的一大祝福。當我們身在雨中，與其枯等風雨消散，不如在雨中起舞找樂子。

話說回來，我真的很喜歡跳舞，是從朋友賽門那裡學來的。我們在大學時期相識，他天生罹患囊狀纖維化症（cystic fibrosis），他知道若沒有移植肺臟，往後的日子只能苟延殘喘。當我們滿懷春青的熱血在規劃大學畢業後的人生，他已經懂得要珍惜每一天——以及如何拖著氧氣瓶盡情跳舞。我確診罹癌後，第一個找的朋友就是他。我說：「我很害怕」，他完全懂。當每個人都叫我別說傻話，安慰我一定還有未來，只有他了解我。

大學畢業十年後，他得償所願，獲得移植肺臟的機會。從此，他看待人生有了新的視角，可以夢想未來的人生。然而，不過一年，他的身體開始排斥新的肺臟。命運的無情轉折，讓他不僅知道未來的結局，更知道曾經的一絲希望之火已黯淡無光，事實上，是完全熄滅了。

賽門去世前一週，我去看他，偷偷扶他下床坐上輪椅，用毯子包裹住他，然後拖著氧氣瓶到屋外置身雨裡。他的家人大喊著要我們進去，但他說：「不，黛博拉，別進去，這是我最後一次感受雨水，不是很美妙嗎？」我忍住淚水，同時領悟到他正在教導我極寶貴的一課——即使在看似毫無希望的時候，總有值得感恩的事。

我們不是要佯裝世界很美好，人生總有鳥事在發生。重要的是，我們如何看待事情，而未必是事情本身，我在過去幾年的經歷更加深了這個信念。

罹癌前，我以爲我很懂得感恩，以爲自己投入夠多心力珍惜小孩、老公、工作，以及那些帶給我快樂的小事。但事實上，我對人生有很高的要求、有很多的期待，以至於對那些小事漫不經心。我想，這是因爲我認定自己有未來。我也從沒停下來想過，很多我視爲理所當然的東西，對比我不幸運的人來說，卻是可望不可及。

二〇二二年初，病情惡化，我必須重新學習站立和走路。如今，只要給我一天可以自由四處走動，與親友見面，與人互動，或者說坦白一點，讓我多活一天，我都會充滿感恩。過去五年，我見過太多人無法擁有這樣的一天。有太多人願意用一切交換再度站起來的機會，看看周遭世界、欣賞自然之美，或看著孩子多長大一天。

感恩，是當你有很多東西被奪走，還可以緊緊抓住的禮物。罹癌前，我從不認爲自己有多幸運。我有愛我的父母、老公和孩子，但一直到跟他們相處的時間可能戛然而止，我才眞正體悟到他們有多重要。抗癌這一路走來，每一步都有媽媽陪在身旁——我又像嬰兒一樣需要她餵食，妹妹幫我洗澡洗頭。在這趟可怕的旅程中，爸爸和弟弟也一直作爲我的後盾。我說不盡對他們的感恩。

感恩，是當你有很多東西被奪走，還可以緊緊抓住的禮物。

老公塞巴斯蒂安是我的堅實依靠，我們在一起總會握緊彼此的手，嚥下眼淚，露出笑容。生病以來的日子，我對他的感恩之情勝過十五年的婚姻生活。大致上說來，我們有幸福的婚姻，養兒育女，面對日常生活的挑戰盡力而為。我罹癌後，他必須調整他的人生，在家工作，父兼母職照顧孩子，張羅我們所有的生活細節。他一直是很棒的父親，如今更是竭盡全力支撐這個家。他知道孩子某一天將失去母親，他必須一肩挑起母親的角色。我的病對他造成很大的衝擊，但我也看到他愈來愈堅強成熟，想到我不在了孩子能得到很好的照顧，讓我心懷感恩。

病中的我有一大挑戰，我不要自己的人生停頓了，就把身邊的人也拖下水。罹癌或其他重大疾病的患者，往往很難避免拖住其他人，在某些方面來說，這是必要的，我們需要他人的支持，無法獨力面對疾病，但也很容易耗盡所有人的心力。我在罹癌三年後，驚覺到我們大多數時間都花在「應付癌症」——人生幾乎全都被它占據。在那之後，我們慢慢調整，不再需要一直談論癌症，全天候沉浸在裡面。

面對長期疾病，我們不會希望家人日後回顧，想到的都是圍繞在病床旁邊。當然，他們想要陪媽媽，但我其實不希望他們看到我受苦，希望他們出去享受人生——有太多新奇事物等待他們去探索。我已無力做些什麼，尤其進入二〇二二年之後，但不表示他們要因此錯過人生。

塞巴斯蒂安是半個法國人，在法國有家人，他在二〇二二年復活節假期帶孩子回去看家人。他們很喜歡法國，可以在外面自由奔跑，生營火，種樹，玩ＢＢ槍。我不要自己成爲負擔，我要他們照舊生活。我走了之後，他們仍然要有活下去的動力和欲望，而不是被我這最後五年吞噬。儘管我現在比任何時候更需要有人在身邊，但我更希望他們度過愉快的假期。看著他們享受人生的照片，我發自內心感到欣慰。

我一直很幸運有很好的朋友，但罹癌前沒想過友誼還可以更加深厚，他們可以如此和善慷慨。我原本自顧自地以爲別人願意隨時跟我聊癌症，每次見面都更新自己的病況，忽略了他們也有自己的生活。但他們依然用自己的方式支持我——打電話問候、帶我出去喝東西，一起去購物。在我情況惡化時，他們挺身當我最需要的後盾，那份情誼我銘記在心。

我曾把周遭的人對我好視爲理所當然，讓我感到慚愧。但我知道自己不是特例，很多人也是如此，尤其當我們以爲自己還有大把的時間、無止盡的未來。日復一日，忘了對眞心相待的人心懷感恩。罹癌，在某些方面像是一記警鐘，但我眞希望不必經歷這場可怕疾病就能張開雙眼。當諸事順利，我們很難後退一步省思人生。我們應該更常從例行的日常中停下腳步，想想所愛的人事物有一天不在了會是什麼情景，我相信你也會像我一樣頓生感恩之心。

我們應該更常從例行的日常中停下腳步，想想所愛的人事物有一天不在了會是什麼情景，我相信你也會像我一樣頓生感恩之心。

我也為人們表現出的良善、慷慨和無私充滿感恩，尤其是過去五年生病期間照顧過我的人。有人認為這本是醫療人員的工作，很正常，實在讓我感到不可思議。在醫院，我連清理自己的穢物都有點勉強，更何況清潔人員是清理別人的，卻任勞任怨。還有那些幫助我活下去的醫生，他們謙讓地說只是善盡職責，對我而言遠不止於此——他們在做的事宛如奇蹟，我只能讚嘆，感恩他們奉獻生命幫助他人。

讓我感恩的事，很多都是別人展現的慷慨。我努力回報這份慷慨，這也讓我成為更好、更快樂的人。我的哲學是：從小事做起，從家庭做起。很多人送我美麗的東西，我喜歡轉送出去，秉持同樣的善意把這份慷慨傳遞下去。讓別人露出笑容，自然也會讓我露出笑容。

有一次我在ＩＧ分享某家圍巾銷售公司的連結，我很欣賞他們的做法：每售出一條圍巾，便捐贈一條給正在治療癌症的患者。我的貼文幫他們售出一百五十條圍巾，於是他們另外送我一百五十條，我帶到皇家馬斯登醫院分送給其他患者。我樂在其中，很高興自己做的一件小事竟然得到迴響，讓小小的善意擴散得更遠。

常有不太認識的人送花給我，眞的讓我開心一整天。我想這樣的舉動之所以更具影響力，是因爲背後沒有多餘的動機。他們不期待我有任何回報，只是想要做一件事讓別人快樂。我分送圍巾同樣不求回報。做這件事會讓我開心，但這不是我的動機，純粹是想爲其他病友打氣，長時間待在醫院心情很容易變得抑鬱。

近一兩年，我們常被戰爭、貪腐等影像與報導轟炸，很容易忽略這個世界有良善的一面，這是我們需要提醒自己的。世界上沒有絕對的黑白，我們都不完美，試著在別人身上看到他的可取之處，感謝周遭幫助你活下去的人。

心懷感恩讓我們成爲更好的人，研究顯示，它也會讓你更快樂、更健康。專家認爲，感恩是影響幸福感的最重要因素之一（我可以充當最佳代言人），部分原因是它能創造良性循環。倫敦經濟學院心理學與行爲科學教授艾力克斯．伍德（Alex Wood）指出：「懂得感恩的人，比較會注意到自己接受過幫助，適切回應，並在將來回報他人的幫助。」不僅如此，如果受助者回報了這份恩情，便能創造一個良性循環，讓人際關係更和諧。

前面說過，這對促進與維持身心健康很重要。

我們不難發現，有些人天生容易感恩，這與個人的環境有關。但大多數的人經常忘了把它放在心上，有一些證明有效的方法可以幫助我們把感恩融入生活。有一項研究在探討「感恩介入」（gratitude interventions）的影響，發現一個人若是寫信給生命中重要的人表達感激，親自送信，之後長達一個月都會比較快樂、較少憂鬱。另外更有效的方法是寫感恩日記。一個人若是每天寫三件值得感恩的事，連續一週，其後半年都會比較快樂、較少憂鬱。這項研究太成功，很多參與者事後決定把它融入生活，心情也確實獲得改善。

我在人生不同階段都寫過感恩清單，是這套方法的信徒。內容可以極其簡單，好比「今天我很感恩，因爲和朋友見面，一起去看電影。」隨著身體日益衰弱，能有一天沒有病痛，血液指標比較正常，或能夠淸醒多幾個小時，我就足以心懷感恩。有時候，我們追求的必須是力所能及的事，能夠接受現有成果也很不容易。如果爲了無法再做以前能做的事而怨天尤人，我將無法再爲任何事心存感恩。

生病讓我知道，我最視爲理所當然但如今最想念的，都是一些「微不足道」的東西：我安身立命的那棟房子、坐進車裡開車到某個地方、到學校接孩子、能夠走路、到戶外看看樹木、呼吸新鮮空氣。我以前從來沒有意識到，去參加孩子的學校戲劇表演多麼寶貴，常常以忙碌爲由而缺席。二〇二二年三月，皇家馬斯登醫院的醫生排除萬難，幫我拿掉引流管，讓我可以去欣賞兒子雨果的學校戲劇表演。這對我意義重大，因爲我知道這是最後一次了。

有時候，我們追求的必須是力所能及的事，能夠安於現有成果也很不容易。

面對失去或慢性疾病之類的逆境，或許很難表達感恩，但這麼做可以幫助你調適、放下，也許還能重新開始。在最不容易看到祝福的時候歡慶祝福很困難，但對你可能是最重要的一件事。

——《這一生的幸福計畫》（*The How of Happiness*）

作者索妮亞・柳波莫斯基（Sonja Lyubomirsky）

那些我過去視爲理所當然或微不足道的事，如今卻是我最渴望的。我家附近那條路的尾端有片美麗的草地，當我關在醫院病房時，多希望能有體力走到那裡，在那全世界我最喜歡的角落之一坐下來放空。我以前每天都會跑步經過，甚至只帶著鑰匙就出門，隨興所至。我罹癌之後，若是體力允許也一樣會出門，有時候轉錯了彎，一路跑到倫敦塔橋（Tower Bridge）或其他地方，就會乾脆將錯就錯。在燦爛的陽光下，我感覺自己全然自由，那是很奇妙的感受。如今我連走路都有困難，必須一次又一次重新調整自己的期待，這也讓我學會調整感恩的理由。

我眞的很想活下去，這讓我在走向死亡的過程中對活著這件事深深感恩——感恩每一天能和所愛的人創造回憶。就像二〇二二年五月那一回，塞巴斯蒂安趕在人群湧現之前，破曉時分就帶著我衝至薩里郡（Surrey）美麗的皇家園藝學會維斯利花園（RHS Wisley）。當時我已經太虛弱，長達十天沒有走出家門。雖然那天剩下的時間都被睡意籠罩（就像太陽下的貓那樣），但一想到四周那片生氣盎然的綠地就讓我好感恩。除非踏進了老年，我們總以爲人生會一直延續下去，但這不存在於眞實世界。人生也許艱難，但我們可以變得堅強。面對死亡仍努力活著，是我這輩子做過最困難的事，但它讓我見識到感恩的力量。

面對死亡仍努力活著，是我這輩子做過最困難的事，但它讓我見識到感恩的力量。

一樁善舉就能將種子撒向四面八方，種子發芽後又會長出新的樹木。

——美國女性飛行員愛蜜莉亞·艾爾哈特（Amelia Earhart）

10

播下希望的種子

我無法牽著孩子的手走完每一步，
只希望在他們心中播下的良善種子，
讓他們想要持續同樣的循環，
將善意傳遞下去。

即使我知道明天這世界將分崩離析，我仍然要種下蘋果樹。

——德國神學家馬丁．路德（Martin Luther）

我這一生播下好多種子，尤其是過去這五年。我養育一雙兒女，儘早教導他們人生的道理，因爲他們長大時我已不在了。我教導人們認識癌症，參加馬拉松，爭取修正法律，挺身對抗霸凌，爲弱勢族群發聲。我無法如願活那麼多年，但希望我的努力、付出和獲得的愛，能在我離開之後長久延續。

我從沒想過自己會有什麼精神遺產——直到我開始回顧這一生。過去五年來，我致力提升大眾對大腸癌的了解，我想要鼓勵大家進行大腸癌的對話，破解迷思，讓別人不必經歷我經歷的苦。我盡我所能提供具說服力的論證，討論治療方式，訪問專家，從人性的角度探討政府關於癌症及其照護的支出縮減與相關議題。我希望我的癌友家族知道，我對他們有多麼深的愛與關懷。但我從沒把其中任何一項視爲精神遺產，只覺得是我的職責，一件可以讓我專注和投注心力的事情。

我想到自己作爲女兒、姊妹、妻子、母親、朋友的角色時，也是一樣。我想的是我希望他們如何記住我，有趣又有活力，相處起來很愉快，卽使我有時候比較散漫又不洗碗盤。我希望老公、孩子和家人愛我，爲我感到驕傲。

我不知道自己在何時、爲何對別人產生影響，但如今我走到人生盡頭，卻收到來自無數陌生人的信件和卡片，有的是送到爸媽家，信封上沒有寫地址，只寫著我的姓名，表達我曾經幫助過他們。這真的很神奇。當我開始坦誠談論自己的病況，完全不知道最後能激勵別人。看到這些精神遺產從無到有逐漸成形，讓我感到非常幸運。但事實上，我們時時刻刻都在影響別人，只是我們未必意識到。

塞巴斯蒂安也是如此。工作上有人感謝他的幫助與正向影響，現在他和我一起承擔這場病痛，他們想知道是否可以做什麼來回報他。要不是我生病，塞巴斯蒂安大概永遠不會聽到這些話，他很感恩有機會知道自己對別人產生正面的影響，我也一樣。

**

我一直以爲可以和上天達成協議，順利挺過這一關——我現在仍無法接受輸了這場抗爭的事實。直到確定藥石罔效，我才突然覺得應該想想自己可以留下什麼。我和家人決定成立英國大腸寶貝癌症研究基金會（Bowelbabe Fund for Cancer Research UK）。起初的目標是籌募二十五萬英鎊，但短短兩週我們募得了六．五億以上！這太超現實了，遠遠超過我的想像。所有資金將分配到我眞心關切的計畫，包括個人化醫療的臨床試驗與研究，希望促成癌症患者的新療法，同時繼續提升大眾對此疾病的了解。這些資金可以讓這些計畫的重要成果嘉惠很多像我一樣的人。也許，也許有那麼一絲機會，我們可以最後一次對著癌症比中指！

在我想來，我不過是談論排泄物談了五年。突然間，我竟然受封女爵爵位，還在爸媽家的花園跟威廉王子見面，登上各報頭版，我都要認不出自己了。人生如此奇妙，你無法知道自己發起的小小行動竟會產生這麼大的影響，直到旁人告訴你：「你很了不起。」我只有心裡充滿感恩，這些都是無心插柳的結果。

如果是刻意追求，也許我就不會像現在如此感覺良好了。就如同前一章談到的善行，爲別人付出並不是預期獲得獎賞或認可，而是因爲理所當爲。

人生如此奇妙，你無法知道自己發起的小小行動竟會產生這麼大的影響，直到旁人告訴你：「你很了不起。」

當我們播下了種子，就留下了精神遺產，雖然我們不見得能看到它開花結果。這是當老師的經驗帶給我的體悟，老師很少知道學生將來會有什麼成就，我們只能提供工具和協助，希望他們有一天能展翅高飛。

對孩子也是如此，我無法牽著他們的手走完每一步，只希望在他們心中播下的良善種子，讓他們想要持續同樣的循環，將善意傳遞下去。

不要以你收穫了多少來評價每一天，而要看你播下多少種子。

——蘇格蘭作家羅伯特．路易斯．史蒂文森（Robert Louis Stevenson）

後記

現在的你可能深陷某種煩惱，
把事情看成天塌了那般嚴重，
希望我的經歷讓你從更寬闊的角度看待原本的煩惱。

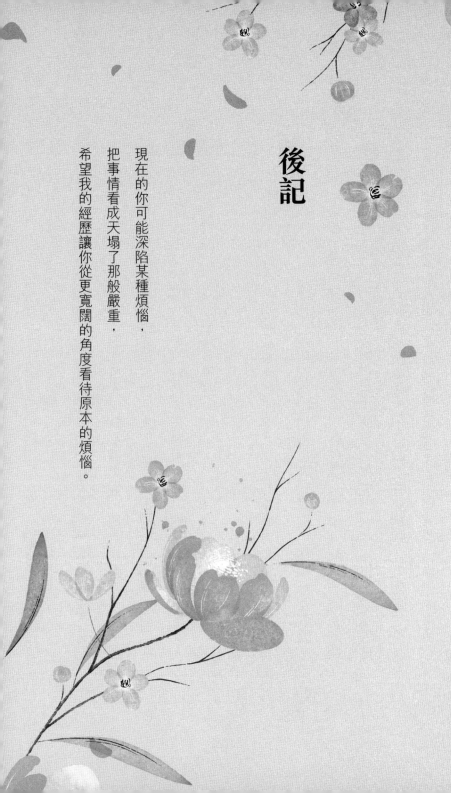

隨著我的生命接近尾聲，我更加珍惜生活：從廚房走到花園享受陽光、聽鳥鳴、吃美食。現在的你可能深陷某種煩惱，把事情看成天塌了那般嚴重，希望我的經歷讓你從更寬闊的角度看待原本的煩惱。除了簡單的幸福、對家人朋友的愛，其他的終將成爲過眼雲煙。你會更想和所愛之人在一起，訴說他們在你心中有多重要。

我轉到爸媽家接受安寧照護後，我將一張照片貼到社群媒體上，照片上的我坐在雨中的花園裡。我用它來記住罹患囊狀纖維化症的好友賽門。我不知道這會不會是我最後一次感受雨水落在臉上。早上醒來，我不知道是不是有福分活過這一天。我們常常將簡單的事視爲理所當然，微風輕拂頭髮，雨水滴落臉上。我不喜歡淋雨，但當我坐在花園裡，心想這也許是我最後一次感受雨水，想要盡情擁抱這個體驗，如同賽門一樣。你永遠不知道，這一次會不會是最後一次。

你永遠不知道，
這一次會不會是最後一次。

當生命接近終點，你以爲自己會列舉各種偉大計畫的夢想清單，在餘生盡情體驗，好比到各國旅行。事實上，帶給你驚訝和感動的，多半是一些小事。當我被告知有一種玫瑰以我爲名——黛博拉·詹姆斯女爵玫瑰，眞的感動到眼角泛淚，這是多麼美麗的禮物。玫瑰是我最愛的花朵，我希望這朵玫瑰能讓人們的臉上露出燦爛笑容。這品種的玫瑰也將納入一項計畫，目標是讓更多弱勢團體參與園藝活動。它將被永遠種植下去，有一天，也許會在女兒埃洛伊絲的結婚花束裡看見它——想到這裡，讓我心裡既甜蜜又苦澀。

盡情品嘗人生的滋味，感受每個人事物帶來的快樂。事實上，光是能自在行走，用身體體驗人生，就值得我們感恩。

好好享受和家人相聚的溫馨。剛罹癌時，我望著丈夫和孩子，心想：「我不能死。如果現在死了，有好多事無法完成。」我現在已沒有這種感覺。我走到終點，遺憾無法看著一雙可愛兒女長大，但我沒有怨，只有驕傲。對於所愛的人、未完成的計畫、我和孩子一起做的事、我們創造的回憶，我了無遺憾。人生要了無遺憾何其困難，但我覺得自己做到了。

有人說，我示範了如何走完最後一段路，但事實上，我怕得要死，內心深處非常恐懼，百般不願意拋下所愛的人，生命就此結束。我唯一能做的是提醒自己，我走後，我所愛的人會得到照顧，他們會好好的。他們爲我感到驕傲，很愛我，會以各種不同的方式記住我，內心也會永遠保留一點我的那種不認輸的希望。

我找到很多方法幫助我面對疾病，包括從失敗中得到啟發，戴上笑容，心懷感恩，但最能夠幫助我度過難關的是不認輸的希望。如果你抱持這樣的希望，卽使在黑暗裡，你也能讓人生再次充滿光亮、滿足與喜悅。

人生顧問 0481

閉上眼之前，為自己按個讚：被醫生宣判死刑後的美麗人生

作　者—黛博拉．詹姆斯 Deborah James
譯　者—張美惠
副總編輯—陳家仁
企　劃—藍秋惠
封面設計—林正達
內頁設計—李宜芝

總編輯—胡金倫
董事長—趙政岷
出版者—時報文化出版企業股份有限公司
108019臺北市和平西路三段二四〇號四樓
發行專線—（〇二）二三〇六六八四二
讀者服務專線—〇八〇〇二三一七〇五　（〇二）二三〇四七一〇三
讀者服務傳真—（〇二）二三〇四六八五八
郵撥—一九三四四七二四時報文化出版公司
信箱—10899臺北華江橋郵局第九九信箱

時報悅讀網—http://www.readingtimes.com.tw
法律顧問—理律法律事務所　陳長文律師、李念祖律師
印刷—家佑印刷有限公司
初版一刷—二〇二三年五月二十六日
定價—新台幣三六〇元
（缺頁或破損的書，請寄回更換）

時報文化出版公司成立於一九七五年，
並於一九九九年股票上櫃公開發行，於二〇〇八年脫離中時集團非屬旺中，
以「尊重智慧與創意的文化事業」為信念。

閉上眼之前, 為自己按個讚 : 被醫生宣判死刑後的美麗人生 / 黛博拉 . 詹姆斯 (Deborah James) 著 ; 張美惠譯 . -- 初版 . -- 臺北市 : 時報文化出版企業股份有限公司 , 2023.05
256 面 ; 14.8×21 公分 . -- (人間顧問 ; 481)
譯自 : How to live when you could be dead
ISBN 978-626-353-743-9(平裝)

1.CST: 癌症 2.CST: 病人 3.CST: 自我實現 4.CST: 通俗作品

417.8　　112005316

ISBN 978-626-353-743-9
Printed in Taiwan